运动医学与肌肉骨骼超声

Sports Medicine and Musculoskeletal Ultrasound

原　著　Mouhanad M. El-Othmani

　　　　Henry T. Goitz

　　　　J. Antonio Bouffard

主　审　崔立刚

主　译　薛　恒

副主译　孙　洋　付　帅

译　者　薛　恒　孙　洋　付　帅

　　　　葛喜凤　郝云霞　林卓华

北京大学医学出版社

YUNDONG YIXUE YU JIROU GUGE CHAOSHENG

图书在版编目（CIP）数据

运动医学与肌肉骨骼超声 / (美) 穆罕纳德· 奥斯曼尼 (Mouhanad M. El-Othmani) , (美) 亨利·戈茨(Henry T. Goitz) , (美) 安东尼奥·布法德(J. Antonio Bouffard) 原著；薛恒主译. – 北京 :北京大学医学出版社, 2024.6
书名原文: Sports Medicine and Musculoskeletal Ultrasound
ISBN 978-7-5659-3140-6

Ⅰ. ①运… Ⅱ. ①穆… ②亨… ③安… ④薛… Ⅲ.①肌肉骨骼系统－超声波诊断 Ⅳ.①R680.4

中国国家版本馆CIP数据核字(2024)第081498号

北京市版权局著作权合同登记号：图字：01-2023-4492

运动医学与肌肉骨骼超声

主　　译：薛　恒
出版发行：北京大学医学出版社
地　　址：（100191）北京市海淀区学院路 38 号　北京大学医学部院内
电　　话：发行部 010-82802230；图书邮购 010-82802495
网　　址：http ://www.pumpress.com.cn
E － mail：booksale@bjmu.edu.cn
印　　刷：北京金康利印刷有限公司
经　　销：新华书店
责任编辑：冯智勇　　责任校对：靳新强　　责任印制：李　啸
开　　本：710 mm × 1000 mm　1/16　印张：7.5　字数：107 千字
版　　次：2024 年 6 月第 1 版　2024 年 6 月第 1 次印刷
书　　号：ISBN 978-7-5659-3140-6
定　　价：80.00 元

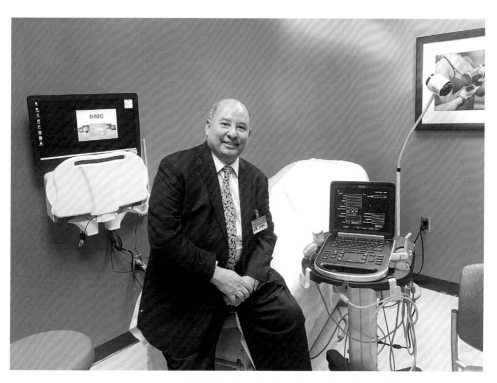

J. Antonio Bouffard 教授结束上午的工作，露出满意的笑容

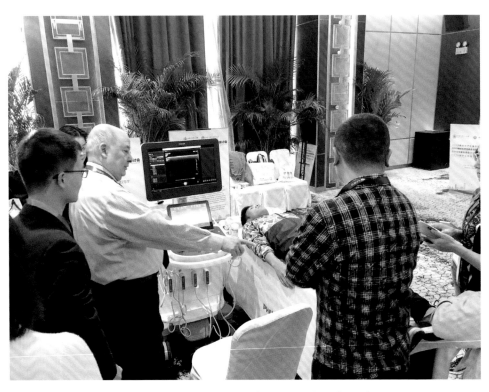

J. Antonio Bouffard 教授在中国指导学员实地练习

译者前言

近 10 余年来，肌肉骨骼超声（简称肌骨超声）的临床应用非常广泛，使用者已经从超声科拓展到风湿、麻醉、疼痛、康复，甚至急诊、神经等多个学科。北京大学第三医院超声医学科依托医院运动医学与骨科的雄厚实力，有幸较早地在运动系统领域进行了肌骨超声的探索和实践。同时，超声医学科在历任科主任的带领下，积极开展国内外交流，派遣优秀超声医师到国外研学肌骨超声，也邀请国际著名肌骨超声专家来中国讲学。其中，J. Antonio Bouffard 教授先后来中国数次，他不仅带来精彩的大会学术报告，还通过风趣、幽默的演示与带教，把复杂枯燥的肌骨超声扫查演变成引人入胜的教学现场，极大地帮助了肌骨超声在国内的普及和推广。

2016 年，我有幸到 J. Antonio Bouffard 教授工作的底特律医学中心（Detroit Medical Center，DMC）参观学习，通过几天的临床参观实践，我一方面折服于他炉火纯青的肌骨超声扫查手法，另一方面也感受到他对肌骨超声的挚爱。我曾多次问他为什么不把自己的经验编书立著，让更多的医师获益，Bouffard 教授谦虚地表述自己水平尚不够，同时也坦言很多时间花费在全球范围的肌骨超声培训中，无暇顾及写作。

2022 年，在两位运动医学专家的参与下，J. Antonio Bouffard 教授关于运动医学与肌骨超声的临床实践口袋书出版。本书言简意赅、图文并茂，一如他讲课及演示带教的风格：化复杂为简单，句句切中要点。对于肌骨超声的初学者，可以按图索骥，很快上手。对于有一定肌骨超声操作经验的医师，书中的要点解析会让你的某些困惑顿时云消雾散。

　　本书的译者都是北京大学第三医院超声医学科肌骨组的后起之秀，他们热爱肌骨超声，有人还曾经是 J. Antonio Bouffard 教授来中国讲学时的翻译。他们的译文忠实原文，又不失中文习惯，为本书中文版增色不少。

　　本译著的出版得益于北京大学医学出版社冯智勇编辑的慧眼识珠与大力支持，在此一并致谢。

崔立刚

原著前言

　　肌肉骨骼超声对四肢损伤的诊断和治疗能够产生巨大影响。通过肌骨超声，临床医生能够对病理过程进行动态评估，而且患者可以直接告诉进行扫查的医生哪个部位是最痛的。因此，无论是疼痛还是功能丧失的部位，超声都可以对其进行评估，例如：诊断关节韧带的松弛、肌腱的断裂，确定囊肿的位置等。和其他所有临床工具一样，肌骨超声可以通过不断的训练来掌握。初级保健医生和骨科医生都肯定了肌骨超声的价值。在体育界，超声设备的便携性在奥运滑雪场地、专业体育场馆大放异彩。无论是运动防护师还是超声医师，凡是对肌骨超声感兴趣的人都可以学习这项技能。超声不仅在地球上的各个国家证明了它的价值，而且还在地球外的国际空间站证明了它的价值：在那里，宇航员被教授超声检查的技能，并将相关图像传回地球供临床专家解读。

　　J. Antonio Bouffard 教授毕生致力于肌骨超声工作，本书的写作动机是将他的"技巧和技术"集中在一本书中。他一直在不断完善自己的技能，并在全世界范围内对数千人进行过现场授课：从欧洲到亚洲；从北美到南美；从骨科医生、初级保健医生、医师助理、运动防护师、超声医师到住院医师和医学生。他参与了底特律韦恩州立大学开设的第一门肌骨超声课程，开发了西班牙穆尔西亚天主教大学的国际课程和认证系统。他曾被无数次邀请参加国内外会议，并被世界各地的多所大学邀请，成为特邀嘉宾讲座者和（或）课程主任。

　　我和同事无数次见证了超声在骨科临床工作中的价值。如果能够熟练地使用超声探头，即使是面对很具有挑战性的诊断，有时候诊断也会变得容易。此外，超声引导下的注射和抽吸治疗能够给严重疼痛的患者带来有效缓解，或者提供病理诊断。

本书最初是 Bouffard 教授通过勤奋地汇编多个讲座、讨论和实践课程资料而来的。他参与了我们在密歇根州底特律医学中心的骨科住院医师培训项目。然后，这些内容被编辑成一部易于使用的指南，从而帮助大家理解并学习肌骨超声。

Bouffard 教授相信，本书能够更好地帮助您体验肌骨超声的世界，并且您将会发现书中的"技巧和技术"对您掌握超声这种绝佳的临床工具特别有用。

祝您好运！

Henry T. Goitz
美国密歇根州底特律

致谢

作者感谢 Daniel Shelton 和 Fujifilm Sonosite 公司对本书的支持和所付出的努力。

目　录

第**1**章　肌肉骨骼系统超声概述

通用概念

1. 肌肉骨骼系统超声是指通过高分辨力探头发射高频超声波（频率 3 ~ 17 MHz），获得各种肌肉骨骼结构的精细解剖图像。

2. 肌肉骨骼系统超声的优势在于：能够实时动态扫查，能够帮助临床医师把患者的症状和超声影像学表现相结合。超声除了可以获得静态图像，还可以通过超声触诊观察患者的反馈来补充信息，从而成为重要的诊断工具。

   超声和其他影像学检查相比，优势在于：

   a. 能够和对侧肢体进行对比。

   b. 受金属植入物伪像的影响很小。

   c. 便携性好。

   d. 费用低。

   e. 无辐射风险。

3. 除了具有高度操作者依赖性，超声主要的局限性是其物理性质造成的，即声波的视野和穿透力导致其成像范围较为局限。

超声基本原理

1. 当向超声探头施加交流电时，探头内一排薄层晶体就会发生振动并发射正弦波，继而形成超声波。

 a. 电能转换为机械能（以声波的形式）的过程称为压电效应。

 b. 某一探头所能产生的频率很大程度上是由其材料的特性和内部晶体厚度所决定的。

 c. 声波的频率、传播速度、振幅、波长大部分是由施加在探头上的电流的性质所决定的。

2. 声波通过超声耦合剂进入人体内，一直向前传播，遇到传播介质内密度发生变化时（即具有不同组织特征的声界面处），一部分声波的能量反射回到探头，而其余的声波则向更深处传播。

3. 和产生声波的机制相反，探头接收反射回来的声波能量（机械能），并将其转化为电能。超声设备评估并记录反射结构的深度及回波的振幅。

4. 超声设备每秒能够产生并记录声波 7000 余次，这使得机器软件能够对超声波所经过的各种组织结构和传播介质进行成像。

5. 超声图像的产生是基于特定介质相对于周围介质的材质特性，而不是基于特定介质的绝对材质特性。因此，与邻近组织相比，反射较强的结构则回声较强，反射声波能量较弱的结构则回声较低。

6. 区分两个邻近结构的能力（空间分辨力）随着探头频率的提高而提高，能够区分并识别数量级更小的维度（1 mm 分辨力高于 1 cm 分辨力）。

扫查基础

1. 探头选择

 a. 由目标解剖区域的深度决定。

 b. 频率和成像深度呈反比，高频率的声波穿透深度较浅。

 c. 高频探头（10 MHz）的穿透深度在 6 cm 左右，适合大多数肌肉骨骼系统超声检查。

　　d. 凸阵探头通常频率更低（2~6 MHz），当需要对深在的组织进行成像时可以使用，但"牺牲"的是图像的分辨力。

　　e. 小型高频探头（曲棍球探头）和常规高频探头的图像分辨力和穿透力类似，但是在扫查体积小或凸起的解剖区域时小型高频探头可操作性更好。

2. 超声机设置

　　a. 深度调节：调节显示图像想要获得的深度，应调节至包含整个感兴趣区。

　　b. 聚焦区位置：聚焦区是超声声束在向深方传播时最窄的位置，其深方逐渐变宽，聚焦区应放置在目标结构区域，这样侧向分辨力最佳。

　　c. 帧频：在任意时间点识别某一结构空间位置的能力。对于快速移动的结构需要更高的帧频进行捕捉（主要是在进行动态扫查时）。

　　d. 增益：对某一结构反射回来的声波进行放大，应该将目标区亮度调节至最佳。

3. 扫查原则

　　a. 超声显示的是三维结构的二维图像，因此应该留取关键解剖部位以及所有病变部位的长轴（long axis, LNX）切面及短轴（short axis, SAX）切面，二者相互垂直，也常被称为纵断面和横断面。

　　b. 有各种扫查技巧，包括探头的滑动、头足侧加压、倾斜、旋转，这些操作都是为了优化所扫查结构的图像质量，并避免各向异性伪像。

　　　Ⅰ. 各向异性伪像是指正常结构的回声异常减低，这是由于回波存在一定的反射角偏离了探头（接收器）。声波在传播过程中垂直遇到某一解剖结构时发生反射并被探头所接收，随后经处理进行成像。但是如果声波以一定角度遇到目标物，回波就会偏离探头，导致成像时出现低回声（偏暗）区域，即发生了各向异性伪像。

Ⅱ. 由于一部分病变在超声上显示为特征性的低回声改变，各
向异性伪像（一种基于操作者的伪像）有可能导致假阳性
的诊断，应该尽量避免这样的情况。

Ⅲ. 通过上述方法使用探头能够使声波以垂直方向入射到感兴
趣区，从而避免各向异性伪像。

c. 操作者用手紧握探头，同时将小指和手的尺侧作为"根基"
放置在患者体表。这样的握持方式有助于更好地操控探头。

扫查方法

1. 所有关节被分为特定的区域。在进行肩关节扫查时通常需要对
清单上要求的所有结构进行评估，这样才完成了肩关节超声的
所有检查。在实际工作中，这种情况多适用于肩关节，即在确
定引起症状的病因之前需要进行完整的超声检查。而对于其他
关节，超声检查可能会包括 2 个或更多区域的结构（例如：肘
关节外侧区域超声诊断，踝关节后方超声诊断），或仅对某一特
定解剖结构进行检查（例如：对肘关节外侧区域的伸肌总腱进
行局部检查，对跖腱膜进行局部检查）。

2. 对身体某一特定区域（例如：肩关节、肘关节外侧、膝关节后
方、腕关节背侧）进行全面的超声检查时，需要完成清单上所
有结构的评估（例如：肘关节外侧区域扫查清单）。区域扫查清
单是超声检查的基础和指南。如临床需要，操作者还应该在此
基础上补充额外的切面和诊断操作。

3. 诊断性超声检查报告的书写应该包括：检查的指征（为什么进
行这项检查）、检查了哪些结构，以及诊断医师对于超声所见的
解释。所有检查结构的图像或者视频（动态操作）都应通过易于
读取的格式进行存储。

4. 如果需要，扫查对侧行双侧对比。双侧对比并不是常规检查。

5. 进行扫查时，包括：

　a. 静态图像

　b. 动态图像

　　Ⅰ.能够更加清晰地显示病变。

　　Ⅱ.只有动态扫查时才能发现的异常（例如：肌腱弹响、关节松弛）。

　　Ⅲ.方法

　　　i.　主动运动（例如：关节活动范围、肌肉收缩）。

　　　ii.　被动运动（例如：被动的关节活动范围，操作者使用手指或手掌按压肌腱或肌肉）。

　　　iii.加压。

　c. 多普勒超声评估

6. 对于肿物和积液，需要记录以下内容：

　d. 位置以及和周围结构的毗邻关系。

　e. 大小（三维径线）：首先记录最大径，其次是和最大径垂直的径线，最后是第三个径。

　f. 是否存在血流信号，以及血流的位置（在肿物内还是肿物的周边）。

　g. 如有需要，应记录肿物的形状、边缘、内部回声及可压缩性。

7. 对于介入性操作，医师应该详细规划操作过程，使得针道显示得最为清晰，避开重要的结构，并与目标结构的距离最短。对于操作的规划包括记录目标位置，预估针道区域的彩色多普勒超声评估。最好能够存储治疗过程中以及治疗后的图像。

（薛　恒　译）

第 2 章　肩关节超声

- 探头：线阵和（或）凸阵探头。
- 需要探头不同程度加压。
- 对血管及可疑病变进行多普勒超声评估。

肩关节前方区域

- 肱二头肌长头肌腱和肱二头肌
  - 患者体位：坐位，手放在大腿上。
  - 检查者体位：坐位，与患者肩对肩。
  - 探头位置：三角肌前方，肩峰下方。
  - 骨性标志：喙突、大小结节、结节间沟。
  - 目标：肱二头肌长头肌腱位于大小结节之间的结节间沟内，表现为高回声的纤维状结构（图 2.1a, b）。
  - 扫查范围：肱二头肌长头肌腱的关节外部分扫查从近端出口处至远端肌肉 - 肌腱连接处。
- 胸大肌腱
  - 患者体位：坐位，手放在大腿上。
  - 检查者体位：坐位，与患者肩对肩。
  - 探头位置：上臂近端 1/3 处偏内侧。
  - 骨性标志：结节间沟外侧唇，肱骨近端。

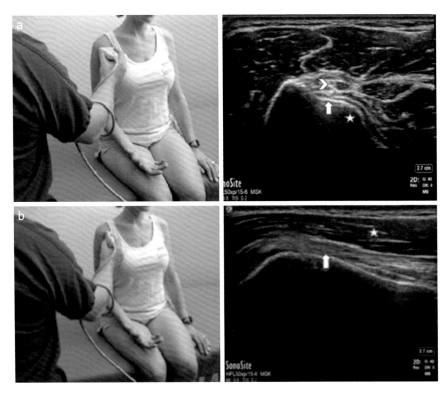

图 2.1　肱二头肌长头肌腱。短轴切面（a）和长轴切面（b）探头位置与相应的声像图。（a）肱二头肌长头肌腱（∧）位于结节间沟（箭头）内。星号表示小结节。（b）肱二头肌长头肌腱（箭头）与三角肌（星号）

　　　－目标：胸大肌腱附着点和肌肉 - 肌腱连接处。肌腱在长轴切面
　　　　上表现为高回声的纤维状结构（图 2.2a, b）。
　　　－扫查范围：从胸大肌腱附着点扫查至肌肉 - 肌腱连接处。
　　· 肩胛下肌腱与肌腹
　　　－患者体位：坐位，上臂位于身体旁，外旋，肘关节屈曲 90°。
　　　－检查者体位：坐位，与患者肩对肩。
　　　－探头位置：三角肌胸大肌间沟，锁骨远端 1/3 下方。
　　　－骨性标志：结节间沟，小结节，肱骨头，喙突，三角肌前束附
　　　　着处。
　　　－目标：肩胛下肌腱附着点、肌腱中部、肌肉 - 肌腱连接处，喙
　　　　突下隐窝。在长轴切面，肩胛下肌腱走行于小结节前方，表现

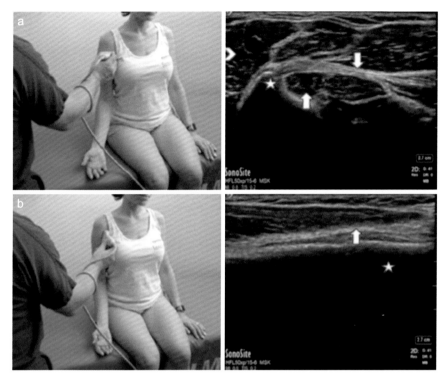

图 2.2　胸大肌腱（长轴与短轴切面）。长轴切面（a）和短轴切面（b）探头位置与相应的声像图。（a）胸大肌腱（向下箭头）附着于结节间沟外侧唇（星号），同时可见三角肌（∧）和肱二头肌（向上箭头），（b）胸大肌腱（箭头）与肱骨（星号）

　　为高回声的纤维状结构（图 2.3a, b）。
　　－扫查范围：从肌腱上缘至下缘，从附着点至肌肉-肌腱连接处。
- 肩袖间隙
　　－患者体位：坐位，手掌置于同侧臀部（William "Bill" Middleton 姿势）。
　　－检查者体位：坐位，与患者肩对肩。
　　－探头位置：喙突外侧。
　　－骨性标志：结节间沟出口部分，肱骨软骨下板，小结节尖。
　　－目标：①肌腱：位于冈上肌腱前缘和肩胛下肌腱上缘之间的肱二头肌长头肌腱（图 2.4）。②韧带：喙肱韧带内外侧支，盂肱上韧带，肩袖滑车，关节囊。喙肱韧带构成肩袖间隙的底，盂

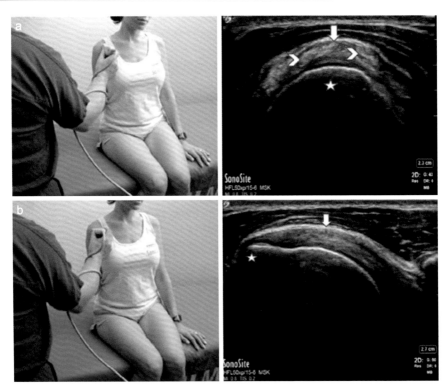

图 2.3　肩胛下肌腱（短轴与长轴切面）。短轴切面（a）和长轴切面（b）探头位置
与相应的声像图。（a）肩胛下肌腱（箭头）与肱骨（星号）。肌腱呈低回声（∧）是
由于声束没有垂直入射所导致的各向异性伪像。（b）肩胛下肌腱（箭头）和小结节
（星号）

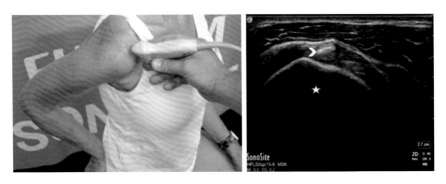

图 2.4　肩袖间隙。肩袖间隙短轴切面探头位置与相应的声像图。肱二头肌长头
肌腱（∧）和肱骨（星号）

肱前韧带构成其前缘。

- 扫查范围：沿肱二头肌长头肌腱关节外部分从头侧向足侧扫查。

• 动态扫查肱二头肌长头肌腱半脱位和喙突下撞击（同时）

- 患者体位：坐位，手放在大腿上。
- 检查者体位：坐位，与患者肩对肩。
- 探头位置：三角肌前头，喙突下方。
- 患者动作：肘关节屈曲 90° 的状态下肩关节做内旋 - 外旋的运动。
- 骨性标志：大结节，结节间沟，小结节，肱骨头，喙突。
- 目标：肱二头肌长头肌腱，肩胛下肌腱，喙突下隐窝和喙突。探头沿着结节间沟移动，观察肱二头肌长头肌腱在结节间沟内的位置，该肌腱部分离开结节间沟称为半脱位，如完全向内侧移位则称为脱位。
- 扫查范围：沿喙肱间隙移动探头。
- 探头压力：尽量不施加额外压力，加压会阻碍肱二头肌长头肌腱半脱位，或影响喙突下滑囊 / 隐窝的显示。

肩关节上方区域

• 肩锁关节

- 患者体位：坐位，手放在大腿上。
- 检查者体位：坐位，与患者肩对肩。
- 探头位置：肩关节最高点。
- 骨性标志：肩峰，关节间隙，锁骨远端，骨性肩峰前外侧缘。
- 目标：清晰显示锁骨和肩峰上方的骨性边缘、关节软骨下板，以及被关节囊覆盖的纤维软骨盘（图 2.5）。
- 扫查范围：肩峰外侧缘至锁骨中点，从肩锁关节前方扫查至后方肩胛冈。

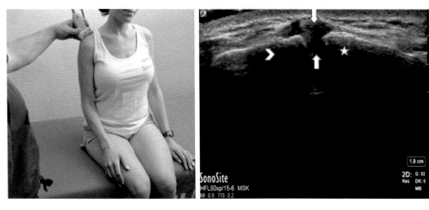

图 2.5   肩锁关节。肩锁关节长轴切面探头位置与相应的声像图，显示关节间隙（向上箭头）、锁骨（∧）、肩峰（星号）以及纤维软骨盘（向下箭头）

- 探头压力：不定，有时需要尽量不施加额外压力，避免错过"间歇泉"征（"geyser" sign，是指液体从肩锁关节上方喷出，往往提示存在肩袖巨大全层撕裂——译者注）。
- 如有需要应进行动态扫查，即上肢内收，越过躯干至对侧肩部（Cross-Body 动作），来观察肩锁关节脱位或撞击。

肩关节前外侧区域

- 冈上肌腱与肌腹
  - 患者体位：坐位，患侧手腕过伸，手掌向前，置于同侧臀部上方。
  - 检查者体位：坐位，与患者肩对肩。
  - 探头位置：沿肩关节周围放射状扫查。
  - 骨性标志：
    长轴切面：大结节止点处，解剖颈，肱骨头软骨下板，关节透明软骨，肩峰，三角肌侧束附着处骨皮质，骨裸区。
    短轴切面：喙突，肩峰，喙肩线，肱骨头软骨下板，三角肌侧束附着处骨皮质，骨裸区，大结节附着点的三个面。

- 目标：冈上肌腱附着点，腱体中部，肌肉-肌腱连接处；肩袖滑囊面与关节面，肩峰下-三角肌下（subacromial-subdeltoid，SASD）滑囊及其滑膜；喙肩韧带；肩峰下间隙，三角肌。

  在长轴切面，冈上肌腱的走行与肱骨头外缘相平行，表现为高回声纤维状结构，到达大结节附着处时变平。在肌腱上方，与之平行的高回声带状结构是 SASD 滑囊。冈上肌腱前缘向后方 2 cm 被认为是冈下肌腱的起点（图 2.6a, b）。

- 扫查范围：环绕肩袖进行纵切面及横切面扫查。

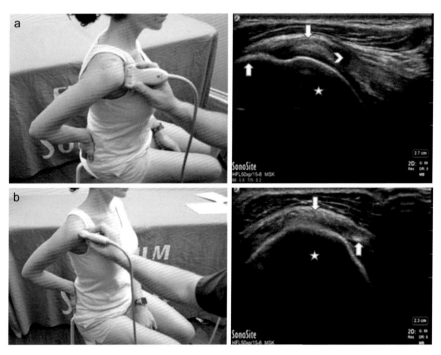

图 2.6　冈上肌腱和肌腹。冈上肌腱（长轴与短轴切面）。长轴切面（a）和短轴切面（b）探头位置与相应的声像图。（a）冈上肌腱（向下箭头），肱骨头（星号），大结节上表面（向上箭头）。肌腱斜行时呈低回声（∧），这是由于各向异性伪像所导致的，不要误认为是撕裂的肌腱。（b）可以观察到冈上肌腱（向下箭头），肱骨头（星号），位于肩袖间隙的肱二头肌长头肌腱（向上箭头）

- 探头压力：不定，可以进行加压即超声触诊，从而判断有无肌腱软化和不明显的撕裂。
- 肩峰下撞击的动态评估
  - 患者体位：坐位，上臂置于身体一侧。
  - 检查者体位：坐位，与患者肩对肩。
  - 探头位置：对于骨性撞击，将探头放置于肩峰与肱骨之间。对于软组织撞击，放置于肩锁关节，跨过喙肩韧带至肱骨。
  - 患者动作：外展 - 内收；肩关节最大屈曲、掌心向下（Neer 试验）或肩关节、肘关节均屈曲 90°，用力使前臂向下至肩关节内旋（Hawkin 试验）；或进行额外的内旋 - 木外旋动作。
  - 骨性标志：肩峰外侧缘，肩峰下间隙，大结节和喙突。
  - 目标：肩峰附着点；SASD 滑囊；冈上肌腱和冈下肌腱及其附着于大结节处，喙肩韧带。
  - 扫查范围：在肩峰下间隙进行扫查，同时患者肩关节进行内收、外展运动。

肩关节后方区域

- 后盂肱关节和后上盂唇
  - 患者体位：坐位，手放在大腿上。
  - 检查者体位：坐在患者后方。
  - 探头位置：肩峰后外侧角下方 2 cm、内侧 1 cm 处（与肩关节镜后入路位置相同）。
  - 骨性标志：关节盂外缘和关节窝，肱骨头后方，盂肱关节线。
  - 目标：后上盂唇，肱骨软骨下板，关节透明软骨，盂肱关节囊（图 2.7）。
  - 扫查范围：盂肱关节后上象限。

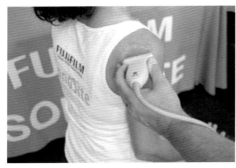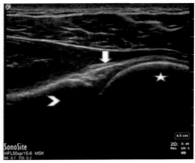

图 2.7　后盂肱关节与后上盂唇探头位置与相应的声像图。可观察到后上盂唇（向下箭头）、肱骨头（星号）和关节盂（∧）

- 球窝动作动态检查定位盂肱关节
  - 患者体位：坐位，肘关节屈曲 90°，手放在大腿上。
  - 检查者体位：坐在患者后方。
  - 探头位置：肩峰后外侧角下方 2 cm、内侧 1 cm 处（与肩关节镜后入路位置相同）。
  - 患者动作：肘关节屈曲 90° 的状态下内旋 - 外旋肩关节。
  - 目标：关节盂外缘，后上盂唇，肱骨头，盂肱关节及关节囊。此外，应关注冈下肌腱下方的骨裸区，从而评估肩关节内部撞击。
  - 扫查范围：在盂肱关节周围扫查。
- 冈盂切迹及冈盂沟 / 关节盂颈（走行肩胛上神经）
  - 患者体位：坐位，手放在大腿上。
  - 检查者体位：坐在患者后方。
  - 探头位置：从盂肱关节向内侧滑动至肩胛冈基底部，旋转探头显示关节盂外缘和肩胛冈基底部。
  - 骨性标志：冈盂沟，冈盂切迹和关节盂外缘。
  - 目标：肩胛上神经血管束（图 2.8）。

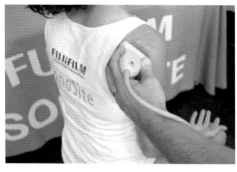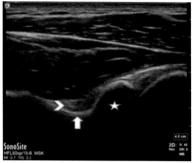

图 2.8   冈盂切迹及冈盂沟探头位置与相应的声像图。可观察到冈盂切迹（向上箭头）、神经血管束（∧）和关节盂（星号）

- 冈下肌和小圆肌
  - 患者体位：坐位，手放在大腿上。
  - 检查者体位：坐在患者后方。
  - 探头位置：肩胛冈下方。
  - 骨性标志：肩胛冈基底部，冈下窝小圆肌窝；肱骨大结节后面和下面。
  - 目标：肌肉体积；脂肪与肌肉构成比；冈下肌腱及其附着点；小圆肌腱及其附着点。在冈下窝的短轴切面，可见冈下肌和小圆肌位于三角肌深方（图 2.9a, b）。
  - 扫查范围：放射状扫查冈下肌和小圆肌。
- 冈上肌腹
  - 患者体位：坐位，手放在大腿上。
  - 检查者体位：坐在患者后方。
  - 探头位置：肩胛冈上方，骨性肩峰内侧。
  - 骨性标志：（肩胛骨 Y 位）肩胛冈上缘及锁骨后缘，冈上窝。
  - 目标：肌肉体积；脂肪与肌肉构成比，冈上肌腹及肌肉 - 肌腱连接处。
  - 扫查范围：放射状扫查冈上肌腹。

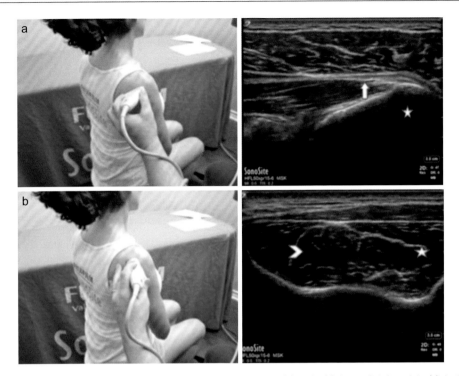

图 2.9　冈下肌、小圆肌肌腹和肌腱。冈下肌（短轴和长轴）和小圆肌（短轴）肌腹与肌腱。长轴切面（a）和短轴切面（b）探头位置与相应的声像图。（a）可观察到冈下肌腱（箭头）和肱骨头（星号）。（b）可观察到冈下肌（∧）和小圆肌（星号）

- 肩胛上切迹
  - 患者体位：坐位，手放在大腿上。
  - 检查者体位：坐在患者后方。
  - 探头位置：肩胛冈上方，骨性肩峰内侧。
  - 骨性标志：（肩胛骨 Y 位）肩胛冈上缘及锁骨后缘，冈上窝，肩胛上切迹，上盂唇。
  - 目标：肩胛上韧带，韧带上方的肩胛上动脉；韧带下方的肩胛上神经 - 静脉束，可能存在的肩胛上囊肿（图 2.10）。

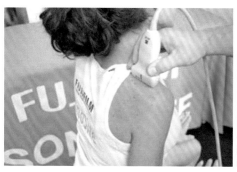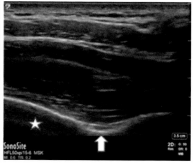

图 2.10   肩胛上切迹处探头位置与相应的声像图。可观察到肩胛上切迹（向上箭头）和肩胛冈（星号）

- 四边孔间隙：腋神经和旋肱后动脉
  - 患者体位：坐位，手放在大腿上。
  - 检查者体位：坐在患者后方。
  - 探头位置：肩关节镜后入路下方，与肱骨干平行。
  - 骨性标志：肱骨，肩胛骨外侧缘。
  - 目标：四边孔间隙位于小圆肌、大圆肌、肱三头肌长头肌腱和肱骨之间。可以在该间隙内找到旋肱后动脉和腋神经。

（薛　恒　葛喜凤　译）

第3章 肘关节超声

- 探头：线阵探头。
- 需要不同程度的探头加压，从不加压到 10 磅左右（约 4.5 kg）。
- 对血管及可疑病变进行多普勒超声评估。

肘关节前方区域

- 肱二头肌，肱肌，肱动静脉，正中神经
  - 患者体位：坐位，肘关节中立位置于检查桌上，手掌向上，可以在肘关节下方垫一枕头从而使其最大程度伸直。
  - 检查者体位：坐位，与患者面对面。
  - 探头位置：肘前皮纹。
  - 骨性标志：肱骨远端关节面。
  - 目标：在肱骨前方髁上区域可以观察到浅方的肱二头肌和深方更大的肱肌，二者外侧是肱桡肌，内侧是旋前圆肌，可以分别向远端追查其肌腱。肌肉表现为低回声束，其内高回声为纤维脂肪分隔。肌肉内侧是肱动静脉及伴行的正中神经（位于动脉内侧）。正中神经在短轴切面上表现为斑点束状结构。
  - 扫查范围：肘关节上下各 5 cm，从内侧向外侧扫查。

- 肱二头肌远端肌腱和肱肌远端肌腱，包括动态扫查
  - 患者体位：坐位，肘关节中立位置于检查桌上，手掌向上，可以在肘关节下方垫一枕头从而使其最大程度伸直。
  - 检查者体位：坐位，与患者面对面。
  - 探头位置：肘前皮纹。
  - 骨性标志：肱骨小头，桡骨头，桡骨粗隆，尺骨冠突。
  - 目标：肱二头肌远端肌腱从浅到深呈斜行走行，如果探头与之不平行，则会导致部分肌腱呈低回声。探头沿肌腱长轴放置，远端向手臂加压可以使探头与肌腱尽可能平行（图3.1）。在肌肉-肌腱连接处，肱二头肌腱膜表现为从前臂深筋膜内侧延伸的增厚腱膜样结构，覆盖正中神经和肱动脉。
  - 扫查范围：从肌腹到桡骨粗隆（肱二头肌腱附着处）和冠突（肱肌附着处）
- 前肱桡关节和肱尺关节
  - 患者体位：坐位，肘关节中立位置于检查桌上，手掌向上，可以在肘关节下方垫一枕头从而使其最大程度伸直。
  - 检查者体位：坐位，与患者面对面。
  - 骨性标志：肱骨小头，肱骨滑车，桡骨头，桡窝，冠突窝。

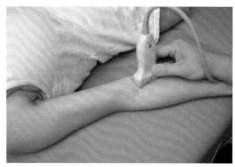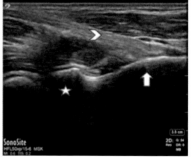

图3.1　肱二头肌远端肌腱。肱二头肌远端肌腱探头位置与相应的声像图。可以观察到肱二头肌腱（∧）、桡骨头（星号）和肱二头肌腱附着于桡骨粗隆（向上箭头）

- 探头位置：短轴切面扫查时与肱骨垂直，长轴切面扫查时与肱骨平行。
- 目标：肱骨远端短轴切面显示波浪状骨软骨表面，包括凸面的肱骨小头和凹面的肱骨滑车，关节软骨表现为均一的带状低回声覆盖在骨表面。肱桡关节长轴切面可以观察到桡窝，肱尺关节长轴切面可以观察到冠突窝。肱桡关节位于外侧，肱尺关节位于内侧（图 3.2a, b）。前脂肪垫位于隐窝浅方。

- 桡神经和骨间后神经
  - 患者体位：坐位，肘关节中立位置于检查桌上，手掌向上，可以在肘关节下方垫一枕头从而使其最大程度伸直。
  - 检查者体位：坐位，与患者面对面。
  - 探头位置：肘关节前外侧，与关节线垂直。
  - 骨性标志：肱骨小头，桡骨头。
  - 目标：在肘关节近端进行横切面扫查，桡神经位于肱桡肌和肱肌之间（图 3.3a）。探头向远端扫查，可见桡神经分叉为浅支和骨间后神经，后者走行穿过桡管后进入旋后肌（图 3.3b）。
  - 扫查范围：肱桡关节上下各 5 cm。
- 动态扫查桡骨颈的环状隐窝（旋前旋后）

注意

1. 根据临床需求扫查肘关节近端和远端的结构。
2. 尽可能对肱二头肌远端肌腱进行多切面扫查，包括：前方，内侧（旋前圆肌作为声窗），外侧，后方（通过骨间隙）。

肘关节外侧区域

- 肱桡肌和桡侧腕长伸肌起点
  - 患者体位：坐位，肘关节伸直，拇指朝上或肘关节屈曲 90°。
  - 检查者体位：坐在患者旁。

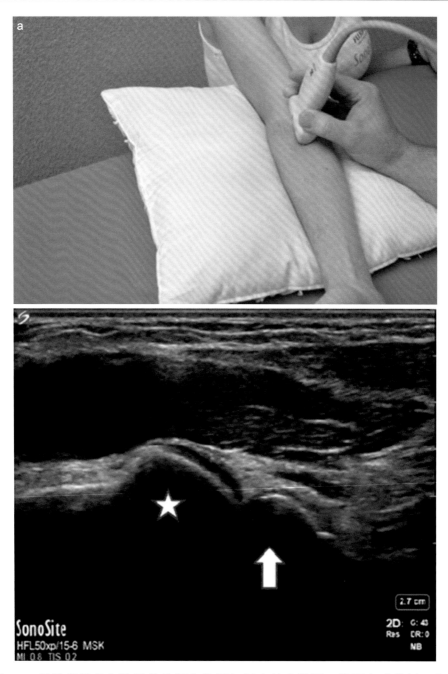

图 3.2　前肱桡关节和肱尺关节探头位置与相应的声像图。除了上述位置，探头还应向内外侧分别移动以改善关节的显示。(a)可见肱骨滑车（星号）和尺骨近端（箭头）

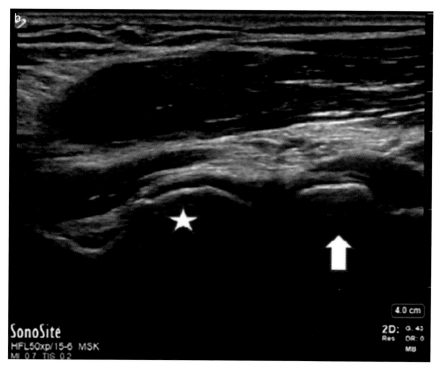

图 3.2　（续）（b）可见肱骨小头（星号）和桡骨头（箭头）

- 探头位置：与肱骨平行。
- 骨性标志：肱骨外上髁。
- 目标：外上髁表现为光滑的斜面向下的高回声结构。
- 伸肌总腱起点（common extensor tendon origin, CETO）及肌腹
  - 患者体位：坐位，肘关节屈曲 90°，手掌向下。
  - 检查者体位：坐在患者旁。
  - 探头位置：进行长轴扫查时与肱骨平行，短轴扫查时则与肱骨垂直。
  - 骨性标志：肱骨外上髁，桡骨头。
  - 目标：在长轴切面，CETO 位于皮下组织和桡侧副韧带之间，表现为鸟嘴样高回声结构。桡侧腕短伸肌腱位置最为深在，指伸肌腱最为表浅（图 3.4）。

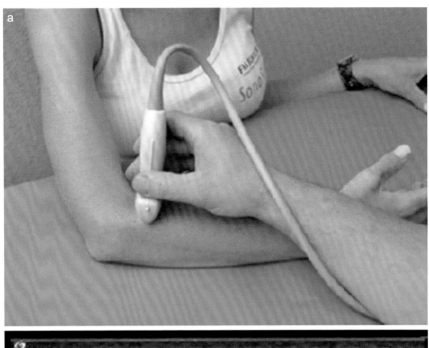

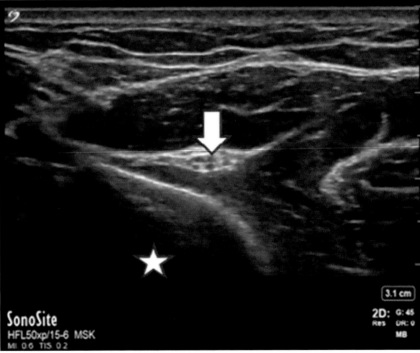

图 3.3　桡神经和骨间后神经（PIN）。桡神经短轴切面探头位置与相应的声像图。探头分别向近端和远端移动，以便更好显示（a）近端分叉之前的桡神经（向下箭头）和肱骨（星号）

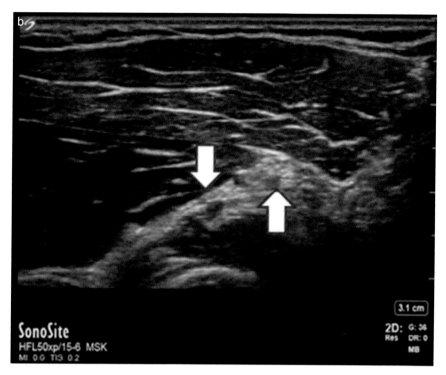

图 3.3 （续）（b）在桡骨头水平远端的 PIN（向下箭头）和浅表感觉支（向上箭头）

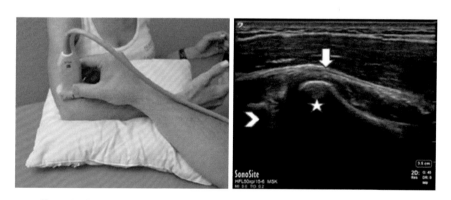

图 3.4 伸肌总腱起点及其肌腹。伸肌总腱起点长轴切面探头位置与相应的声像图。可以观察到肱骨外上髁（∧），桡骨头（星号），伸肌总腱起点（向下箭头）

- 外侧副韧带复合体
  - 患者体位：坐位，肘关节屈曲 90°，手掌向下。
  - 检查者体位：坐在患者旁。
  - 探头位置：进行长轴扫查时与肱骨平行，短轴扫查时则与肱骨垂直。
  - 骨性标志：肱骨外上髁，桡骨头。
  - 目标：外侧副韧带复合体将伸肌总腱起点与关节囊分开，该复合体包括环状韧带、桡侧副韧带和外侧尺副韧带（lateral ulnar collateral ligament, LUCL）（图 3.5）。评估外侧尺副韧带时，肘关节随手掌旋前旋后，并施加内翻的外力。
- 肱桡关节（如有需要还应包括动态扫查）
  - 患者体位：坐位，肘关节屈曲 90°，手掌向下。
  - 检查者体位：坐在患者旁。
  - 探头位置：与肱骨垂直。
  - 骨性标志：肱骨小头，桡骨头。
  - 目标：在长轴切面可以观察到填充在肱桡关节外侧浅方的滑膜，这种半月板样结构有时可肿大并造成疼痛和（或）关节交锁，此时称之为皱襞。

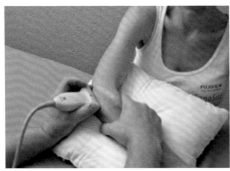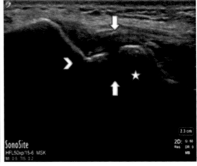

图 3.5　外侧副韧带（lateral collateral ligament, LCL）复合体和外侧肱桡关节。外侧副韧带复合体长轴切面探头位置与相应的声像图。可以观察到 LCL（向下箭头）、肱骨（∧）、桡骨头（星号）和肱桡关节间隙（向上箭头）

    – 动态扫查包括前臂被动旋前旋后，从而评估桡骨头和环状韧带
的状态。

- 桡神经分支并走行于旋后肌
  – 超声标志与扫查方法和在肘关节前方类似。
  – 桡神经远端分为浅方的皮支（感觉支）和骨间后神经，后者穿
过旋后肌进入 Frohse 弓，走行在旋后肌浅头和深头之间。

肘关节内侧区域

- 内上髁，屈肌 - 旋前肌总腱及肌腹
  – 患者体位：身体向检查侧倾斜，前臂用力外旋，肘关节伸直或
轻度屈曲。
  – 检查者体位：坐在患者旁。
  – 探头位置：与尺骨干平行。
  – 骨性标志：肱骨内上髁，尺骨。
  – 目标：探头放置于肱骨内上髁可显示屈肌总腱长轴（图 3.6）。
肌腱比 CETO 更短、更大。在肌腱深方，可以评估内侧副韧
带前束。

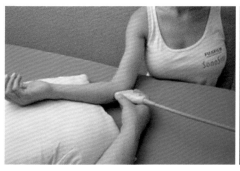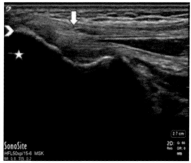

图 3.6　肱骨内上髁，屈肌 - 旋前肌总腱及肌腹。屈肌 - 旋前肌总腱长轴切面探头
位置与相应的声像图。可以观察到肱骨内上髁（星号）、屈肌总腱（箭头）及其止
点（∧）

- 前臂内侧皮神经（medial antebrachial cutaneous nerve, MABC 神经）
  - 患者体位：身体向检查侧倾斜，前臂用力外旋，肘关节伸直或轻度屈曲。
  - 检查者体位：坐在患者旁。
  - 探头位置：与尺骨平行。
  - 骨性标志：肱骨内上髁，尺骨。
  - 目标：MABC神经位于皮下肱肌和肱三头肌之间，贵要静脉旁。
- 肱尺关节
  - 患者体位：身体向检查侧倾斜，前臂用力外旋，肘关节伸直或轻度屈曲。
  - 检查者体位：坐在患者旁。
  - 探头位置：短轴切面扫查时与肱骨垂直，长轴切面扫查时与肱骨平行。
  - 骨性标志：肱骨滑车，尺骨。
  - 目标：在肱尺关节，透明软骨表现为强回声骨皮质表面的低回声条带状结构，位于高回声关节囊深方。在长轴切面，可观察到冠突窝内高回声前脂肪垫。滑车在短轴切面表现为 V 形结构。
- 尺侧副韧带，如有需要行动态外翻应力试验
  - 患者体位：直立坐位或仰卧位，肩关节外展外旋，肘关节屈曲90°。
  - 探头位置：与尺骨干平行。
  - 骨性标志：肱骨内上髁，尺骨。
  - 目标：肘关节伸直时，内侧副韧带前束表现为连接滑车尺骨关节的致密纤维结构（图 3.7a）。
  - 为评估尺侧副韧带功能进行外翻应力试验（图 3.7b）。
- 需要时进行动态屈伸
  - 评估尺神经半脱位（图 3.8a, b）。
  - 评估肱三头肌腱弹响。

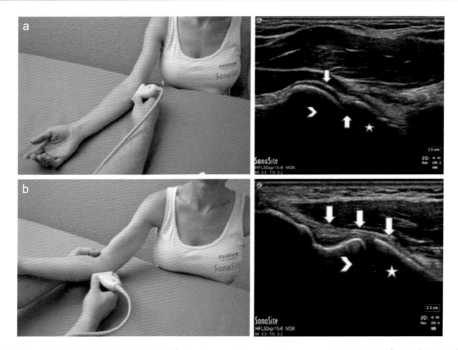

图 3.7　肱尺关节和尺侧副韧带（ulnar collateral ligament, UCL）。肱尺关节评估（a）和 UCL 应力评估（b）时的探头位置与相应的声像图。（a）可以观察到关节间隙（向上箭头）、尺侧副韧带（向下箭头）、尺骨（星号）和滑车（∧）。（b）肘关节轻度屈曲状态下进行外翻应力试验，能够更加清晰地显示尺侧副韧带（向下箭头）

注意

1. 获取尺神经静态图像时肘关节伸直，进行动态检查时则需要肘关节屈曲。
2. 评估尺神经半脱位和肱三头肌腱弹响时的动作包括：被动屈曲、主动屈曲和（或）完全屈曲状态下抵抗伸直。

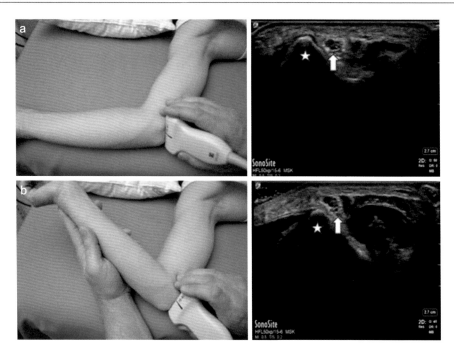

图 3.8   尺神经动态评估。在肘关节屈曲（a）和进一步屈曲（b）状态下尺神经短轴切面探头位置和相应的声像图。（a）可以观察到尺神经（箭头）和内上髁（星号）。（b）肘关节进一步屈曲时，尺神经在肘管内向前移动

肘关节后方区域

- 肱三头肌及肌腱，鹰嘴，鹰嘴窝，滑囊和后关节间隙
  - 患者体位："螃蟹"（crab）位，即肘关节屈曲 90°，手掌放置于检查桌上。或者患者手掌向下，自腰部向下滑动至膝。
  - 检查者体位：坐在患者旁。
  - 探头位置：与肱骨干平行。
  - 骨性标志：尺骨鹰嘴。
  - 目标：在长轴及短轴切面，尺骨鹰嘴附着处近端评估肱三头肌及肌腱。在肱三头肌腱深方，可以评估鹰嘴窝和后方的鹰嘴。肘关节屈曲 45° 时，关节腔内的液体会从前滑膜间隙流到鹰嘴

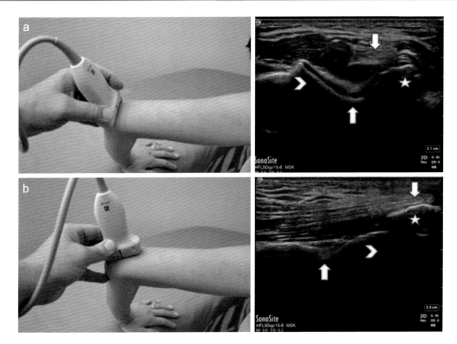

图 3.9 肱三头肌及肌腱、鹰嘴、鹰嘴窝、滑囊和后关节间隙。显示肱三头肌腱短轴（a）及长轴（b）切面的探头位置与相应的声像图。鹰嘴（星号）、滑车（∧）、肱三头肌腱（向下箭头）及鹰嘴窝（向上箭头）均在图中标注

　窝，这样有助于发现少量的积液。在进行尺骨鹰嘴滑囊扫查时，探头应尽量不加压（图 3.9a, b）。
- 尺神经（同时包括关节内侧区域扫查）
  - 患者体位：肘关节完全伸直，手臂内旋避免尺神经在肘管处受压。
  - 检查者体位：坐位，面对患者的尺骨鹰嘴。
  - 探头位置：与上臂和前臂平行。
  - 骨性标志：尺骨鹰嘴，肱骨内上髁。
  - 目标：在肘关节内侧、Osborne 韧带深方评估肘管内尺神经（图 3.10a, b）。
- 需要时应进行动态屈伸（同时在肘关节内侧区域扫查）
  - 评估尺神经半脱位。

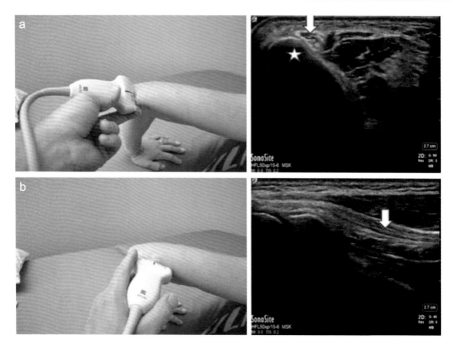

图 3.10　尺神经（也包括在肘关节内侧区域的扫查中）。显示尺神经短轴（a）及长轴（b）切面的探头位置与相应的声像图。尺神经（箭头）、肱骨内上髁（星号）均在图中标注

　　— 评估肱三头肌腱弹响。
- 桡神经和前臂后皮神经（posterior antebrachial cutaneous nerves, PABC 神经）
  　　— 患者体位："螃蟹"位，肘关节屈曲 90°，手掌放置于检查桌上。或者患者手掌朝下，自腰部向下滑动至膝。
  　　— 检查者体位：坐在患者旁。
  　　— 探头位置：与肱骨干平行，上臂中部后方。
  　　— 骨性标志：肱骨远端，尺骨鹰嘴。
  　　— 目标：在离开螺旋沟后桡神经走行于肱三头肌外侧头深方。PABC 神经由桡神经分出，后逐渐走行至皮下（图 3.11a, b）。

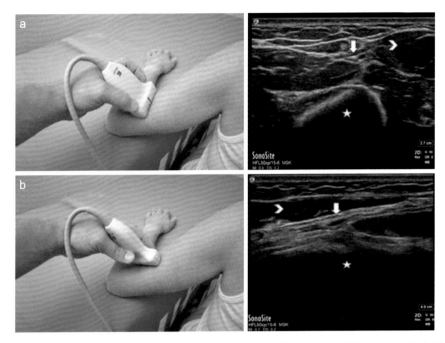

图 3.11　前臂后皮神经（PABC）。PABC 短轴和长轴切面。短轴切面（a）和长轴切面（b）探头位置与相应的声像图。可以观察到 PABC（箭头）、肱骨外上髁（星号）和肱三头肌外侧头（∧）

注意

1. 获取尺神经静态图像时肘关节伸直，进行动态检查时则需要肘关节屈曲。
2. 评估尺神经半脱位和肱三头肌腱弹响时的动作包括：被动屈曲，主动屈曲和（或）完全屈曲状态下抵抗伸直。

（薛　恒　郝云霞　译）

第**4**章 腕关节及手部超声

- 探头：线阵探头和（或）小型线阵探头（例如曲棍球探头）。
- 通过探头改变施加的压力。

手腕的掌侧区域

- **腕管及其内部结构（正中神经、指浅屈肌和指深屈肌、拇长屈肌）**
  - 患者体位：坐位，双手放松，掌心向上置于检查桌上。
  - 检查者体位：坐位，与患者面对面。
  - 探头位置
    近端：将探头短轴置于掌横纹远端，识别相应的骨性标志。
    远端：将探头短轴置于腕管远端，识别相应的骨性标志。
  - 骨性标志
    近端：舟骨结节（桡侧）和豌豆骨（尺侧）。
    远端：大多角骨结节（桡侧）和钩骨钩（尺侧）。
  - 目标：腕横韧带构成腕管的顶，起自舟骨，止于豌豆骨。在腕横韧带下方可见 9 根屈肌腱。浅层 4 根为指浅屈肌腱，深层 4 根为指深屈肌腱。靠近桡侧的是拇长屈肌腱。正中神经是位于桡侧浅方的椭圆形结构，内部呈"蜂窝状"（图 4.1）。
  - 动态检查：通过手指的屈伸运动，能够动态评估腕管内相应手指的屈肌腱以及正中神经。

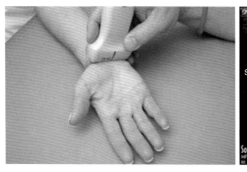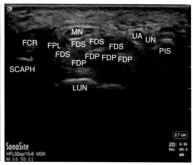

图 4.1　腕管及其内部结构——正中神经（MN）、指浅屈肌腱（FDS）、指深屈肌腱（FDP）、拇长屈肌腱（FPL）。显示腕管与其内部结构短轴切面的探头位置与相应的声像图。舟骨（SCAPH）、月骨（LUN）、豌豆骨（PIS）、尺动脉（UA）和尺神经（UN）、桡侧腕屈肌腱（FCR）等腕管内结构均在图中标注

- 扫查范围：探头沿正中神经短轴上下滑动完成系统检查，从桡骨远端至手掌（超出腕横韧带远端边缘）。

• 桡侧腕屈肌腱与桡动脉
- 患者体位：坐位，双手放松，掌心向上置于检查桌上。
- 检查者体位：坐位，与患者面对面。
- 探头位置：掌横纹的桡侧。
- 骨性标志：舟骨结节。
- 目标：连续扫查，桡侧腕屈肌腱越过舟骨结节，向远端止于第 2 掌骨（图 4.2）。

• 尺管内的尺神经与尺动脉
- 患者体位：坐位，双手放松，掌心向上置于检查桌上。
- 检查者体位：坐位，与患者面对面。
- 探头位置：掌横纹的尺侧。
- 骨性标志：豌豆骨。
- 目标：尺动脉（桡侧）和尺神经（尺侧）位于腕横韧带和副韧带（译者注：即腕掌韧带）之间，沿尺神经短轴向远端扫查，检查尺神经的两个分支：浅表感觉支和深部运动支（沿钩骨钩走行）（图 4.3）。

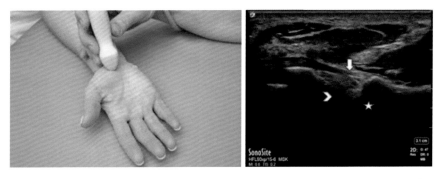

图 4.2 桡侧腕屈肌腱和桡动脉。显示桡侧腕屈肌腱长轴切面的探头位置与相应的声像图。桡侧腕屈肌腱（箭头）、桡骨（∧）、舟骨（星号）均在图中标注

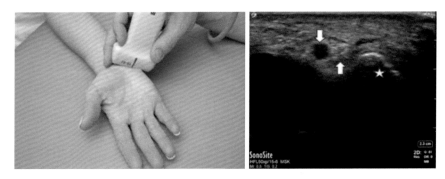

图 4.3 Guyon 管内的尺神经和尺动脉。显示尺神经、尺动脉短轴切面的探头位置与相应的声像图。尺神经（向上箭头）、尺动脉（向下箭头）、豌豆骨（星号）均在图中标注

- **尺侧腕屈肌腱**
  - 患者体位：坐位，双手放松，掌心向上置于检查桌上。
  - 检查者体位：坐位，与患者面对面。
  - 探头位置：掌横纹尺侧。
  - 骨性标志：豌豆骨、钩骨钩、第 5 掌骨底。
  - 目标：尺侧腕屈肌腱止于豌豆骨 - 钩骨 - 掌骨，可在骨性标志上识别肌腱止点，探头旋转为短轴后向近端完整扫查该肌腱（图 4.4 ）。

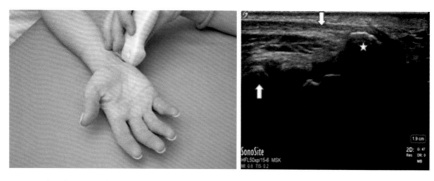

图 4.4   尺侧腕屈肌腱。显示尺侧腕屈肌腱长轴切面的探头位置与相应的声像图。尺侧腕屈肌腱（向下箭头）、尺骨（向上箭头）、豌豆骨（星号）均在图中标注

- **手指 A1 滑车（扳机指评估）**
  - 患者体位：坐位，掌心向上置于检查桌上。
  - 检查者体位：坐位，与患者面对面。
  - 探头位置：置于手指根部，远端掌纹（掌指关节水平）。
  - 骨性标志：掌指关节、指浅屈肌和指深屈肌。
  - 目标：在掌指关节水平识别 A1 滑车。扳机指的诊断标准为：A1 滑车呈弥漫性增厚的低回声，增厚的滑车深方屈肌腱肿胀，腱鞘积液（提示腱鞘炎）（图 4.5a, b）。
  - 动态检查：手指做屈伸运动时，可见屈肌腱在掌指关节水平发生卡顿与弹响。
- **手指 A2 与 A4 滑车（弓弦病变的评估）**
  - 患者体位：坐位，掌心向上置于检查桌上。
  - 检查者体位：坐位，与患者面对面。
  - 探头位置：在近节指骨骨干进行短轴及长轴扫查。
  - 骨性标志：近端指间关节，近节指骨，远端指间关节，中节指骨，A2 滑车。
  - 目标：A2 滑车位于近节指骨的中远部。在健康人群中，A2 滑车是最厚和最长的环形滑车，扫查指骨长轴时，它表现为腱鞘线状增厚（图 4.6）。A4 滑车位于中节指骨，靠近远端指间关

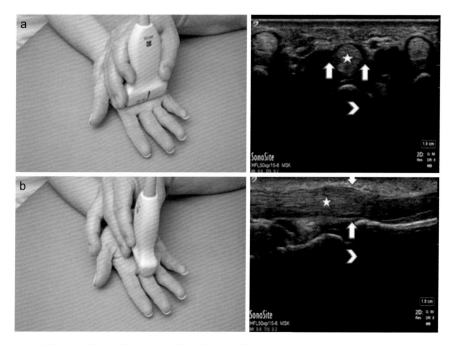

图 4.5　手指 A1 滑车系统。A1 滑车位于掌指关节处，显示其短轴（a）与长轴（b）切面的探头位置与相应的声像图。（a）A1 滑车（向上箭头）、屈肌腱（星号）、掌骨头（∧）均在图中标注。（b）显示 A1 滑车（向上、向下箭头）、屈肌腱（星号）和掌指关节（∧）

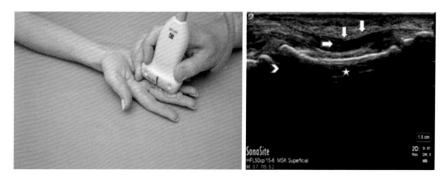

图 4.6　手指 A2 滑车系统。显示 A2 滑车长轴切面的探头位置与相应的声像图。A2 滑车（向下箭头）在近节指骨（星号）水平环绕屈肌腱（水平箭头）。掌指关节（∧）在图中标注，同时可以观察到关节水平位于肌腱与骨之间的掌板结构

节处。滑车水肿或纤维中断提示其存在撕裂。

- 动态检查：在施加阻力的情况下嘱患者手指屈曲，屈肌腱受损部位可出现弓弦现象。
- 扫查范围：从近节指骨扫查至远节指骨，评估所有滑车（A2与A4滑车最易显示）。

- **掌板**
  - 患者体位：坐位，掌心向上置于检查桌上。
  - 检查者体位：坐位，与患者面对面。
  - 探头位置：探头横切置于手指近端指间关节处。
  - 骨性标志：近端指间关节。
  - 目标：掌板肿胀伴有内部低回声裂隙，提示掌板撕裂。评估掌板是否有裂隙，骨附着处有无异常。

- **指深屈肌（球衣指评估）**
  - 患者体位：坐位，掌心向上置于检查桌上。
  - 检查者体位：坐位，与患者面对面。
  - 探头位置：在远节指骨与远端指间关节进行短轴及长轴扫查。
  - 骨性标志：远端指间关节，远节指骨。
  - 目标：正常指深屈肌止于远节指骨基底部。肌腱部分撕裂时，超声可显示肌腱肿胀回声减低，内部纤维部分连续性中断。完全撕裂时，肌腱止点显示不清，肌腱挛缩呈不规则低回声。合并骨质撕脱时，可见骨碎片附着于挛缩肌腱上（图4.7）。
  - 动态检查：在常规扫查过程中，需要手指进行主动和被动运动，以及抗阻力收缩，从而评估肌腱的连续性并识别肌腱是否撕裂。

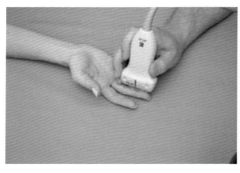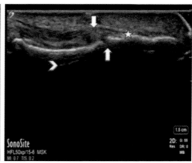

图 4.7　指深屈肌腱于远节指骨附着处。显示指深屈肌腱附着于远节指骨处长轴切面的探头位置与相应的声像图。可见指深屈肌腱（向下箭头）止于远节指骨（星号）上。深方可见远端指间关节（向上箭头）和中节指骨（∧）

注意

1. 根据临床需要可向近端或向远端追踪肌腱显示全貌。
2. 在手指屈伸过程中，正中神经与屈肌腱均会出现纵向位移，神经的位移小于肌腱。
3. 桡侧腕屈肌和桡动脉周围应仔细检查是否存在隐匿的腱鞘囊肿。

腕关节尺 / 内侧区

- 尺侧腕伸肌腱和肌腹，三角纤维软骨复合体（Triangular Fibrocartilage Complex, TFCC）
  - 患者体位：坐位，将手置于检查桌上，偏向桡侧并轻微背屈。
  - 检查者体位：坐位，与患者面对面。
  - 探头位置：小鱼际底部。
  - 骨性标志：尺神经沟、尺骨茎突、远端桡尺关节、三角骨。
  - 目标：尺侧腕伸肌位于尺骨头和尺骨茎突之间。在短轴和长轴切面扫查。在尺骨茎突处，茎突与桡骨之间的间隙被三角纤维软骨复合体填充（图 4.8）。
  - 动态检查：通过腕关节旋前 - 旋后的动作，评估尺侧腕伸肌的稳定性。通常在旋后时肌腱稳定性较差。

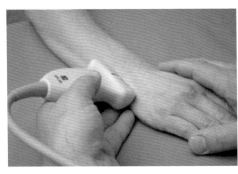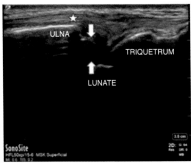

图 4.8　尺侧腕伸肌腱与肌腹，三角纤维软骨复合体（TFCC）。尺侧腕伸肌腱与三角纤维软骨复合体长轴切面的探头位置与相应的声像图。三角纤维软骨复合体（箭头）与尺侧腕伸肌腱（星号）、尺骨（ULNA）、月骨（LUNATE）、三角骨（TRIQUETRUM）已在图中标注

腕关节桡 / 外侧区

- **桡动脉、桡静脉和桡神经**
  - 患者体位：坐位，将手置于检查桌上，向尺侧适度旋转。
  - 检查者体位：坐位，与患者面对面。
  - 探头位置：桡骨茎突近端，对腕关节桡侧进行长轴与短轴切面扫查。
  - 骨性标志：桡骨与舟骨。
  - 目标：桡动脉位置深在，桡神经浅支位于第一腔室浅方（图4.9）。

- **伸肌支持带，第一腔室（拇长展肌腱，拇短伸肌腱）**
  - 患者体位：坐位，将手置于检查桌上，向尺侧适度旋转。
  - 检查者体位：坐位，与患者面对面。
  - 探头位置：腕关节桡侧的横切面。
  - 骨性标志：桡骨茎突。
  - 目标：识别拇长展肌腱（腹侧）和拇短伸肌腱（背侧），然后沿短轴切面向远端扫查至止点（图4.10）。

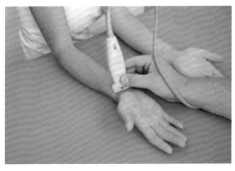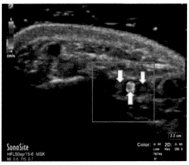

图 4.9　桡动脉与桡静脉。腕部桡动脉与桡神经水平显示桡动脉、桡静脉短轴切面的探头位置与相应的声像图。桡动脉（向上箭头）和桡静脉（向下箭头）已在图中标注

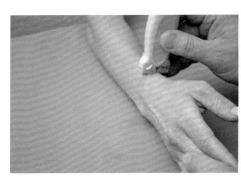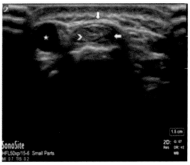

图 4.10　伸肌支持带、第一腔室（拇长展肌腱、拇短伸肌腱）。显示第一腔室短轴切面的探头位置与相应的声像图。第一腔室内的拇长展肌腱（水平箭头）和拇短伸肌腱（∧）、伸肌支持带（向下箭头）和头静脉（星号）已在图中标注

手腕的背侧区域

- **伸肌支持带，第二腔室（桡侧腕长伸肌腱和桡侧腕短伸肌腱）**
  - 患者体位：坐位，手掌向下放于检查桌上。
  - 检查者体位：坐位，与患者面对面。
  - 探头位置：腕关节桡侧的横切面。
  - 骨性标志：桡骨茎突，Lister 结节。
  - 目标：识别桡侧腕长伸肌腱（桡侧）和桡侧腕短伸肌腱（尺侧）后，短轴切面追踪扫查，其走行在第一腔室肌腱的深方（图 4.11）。

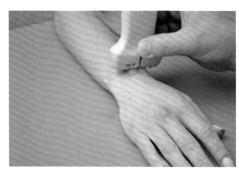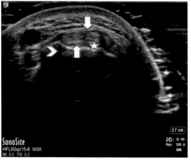

图 4.11 伸肌支持带、第二腔室（桡侧腕长伸肌腱和桡侧腕短伸肌腱）。显示第二腔室内桡侧腕长伸肌腱和桡侧腕短伸肌腱短轴切面的探头位置与相应的声像图。桡侧腕短伸肌腱（向上箭头）、桡侧腕长伸肌腱（星号）、伸肌支持带（向下箭头）和 Lister 结节（∧）已在图中标注

- **伸肌支持带，第三腔室（拇长伸肌腱）**
  - 患者体位：坐位，手掌向下放于检查桌上。
  - 检查者体位：坐位，与患者面对面。
  - 探头位置：腕关节桡侧的横切面。
  - 骨性标志：Lister 结节。
  - 目标：桡侧腕短伸肌位于 Lister 结节的桡侧，拇长伸肌腱位于 Lister 结节的尺侧。识别拇长伸肌腱后，连续短轴切面追踪扫查直至止点，途中其将跨越桡侧腕长伸肌腱和桡侧腕短伸肌腱（图 4.12）。

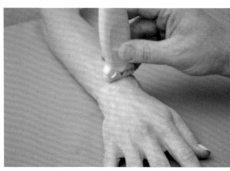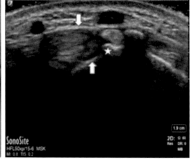

图 4.12 伸肌支持带、第三腔室（拇长伸肌腱）。显示第三腔室内拇长伸肌腱短轴切面的探头位置与相应的声像图。拇长伸肌腱（向上箭头）、伸肌支持带（向下箭头）与 Lister 结节（星号）已在图中标注

- **伸肌支持带，第四、五腔室（指总伸肌腱、示指伸肌腱与小指伸肌腱）**
  - 患者体位：坐位，手掌向下放于检查桌上。
  - 检查者体位：坐位，与患者面对面。
  - 探头位置：腕关节正中的横切面。
  - 骨性标志：桡骨远端、尺骨远端与尺桡关节。
  - 目标：指总伸肌腱和示指伸肌腱位于桡骨上方，小指伸肌腱位于尺骨上方。适当进行手指屈伸，更容易识别不同腔室和肌腱。在第四腔室中，示指伸肌腱相对于指总伸肌腱位置更深（图 4.13）。
- **远端骨间后神经**
  - 患者体位：坐位，手掌向下放于检查桌上。
  - 检查者体位：坐位，与患者面对面。
  - 探头位置：手指的远端指间关节的背侧。
  - 探头位置：腕关节正中的横切面。
  - 骨性标志：桡骨远端、尺骨远端与尺桡关节。
  - 目标：骨间后神经位于第四腔室的桡侧，呈卵圆形低回声结构，加压不可压闭（图 4.14）。

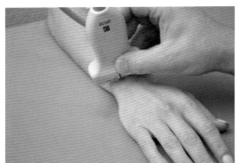
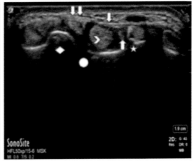

图 4.13　伸肌支持带，第四、五腔室（指总伸肌腱、示指伸肌腱与小指伸肌腱）。显示第四、五腔室内指伸肌腱、示指伸肌腱与小指伸肌腱短轴切面的探头位置与相应的声像图。指总伸肌腱（∧）、示指伸肌腱（向上箭头）、小指伸肌腱（双向下箭头）、伸肌支持带（向下箭头）、Lister 结节（星号）、尺骨（菱形）与远端桡尺关节（圆圈）已在图中标注

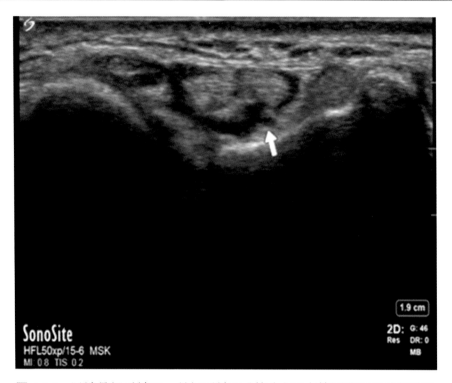

图 4.14　远端骨间后神经。骨间后神经（箭头）可在第四腔室的桡侧探及

- **背侧舟月韧带**
  - 患者体位：坐位，手掌向下放于检查桌上，腕关节尺偏或桡偏有利于评估韧带的完整性。
  - 检查者体位：坐位，与患者面对面。
  - 探头位置：Lister 结节的横切面。
  - 骨性标志：桡骨远端、Lister 结节、舟骨、月骨。
  - 目标：从 Lister 结节向远端扫查，显示背侧舟月韧带；手腕过度屈曲可显示该韧带近端（或骨间）部分（图 4.15）。
- **拇指尺侧副韧带（"滑雪者拇指"评估）**
  - 患者体位：坐位，手握毛巾。
  - 检查者体位：坐位，与患者面对面。
  - 探头位置：在第一掌指关节处扫查拇指尺侧副韧带的长轴切面及短轴切面。

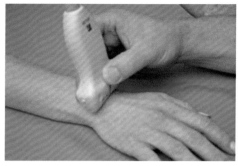
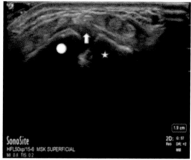

图 4.15　背侧舟月韧带。显示背侧舟月韧带长轴切面的探头位置与相应的声像图。背侧舟月韧带（箭头）、舟骨（星号）、月骨（圆圈）已在图中标注

- 骨性标志：第一掌指关节。
- 目标：拇指尺侧副韧带显示为第一掌指关节尺侧的条带样高回声结构。拇指尺侧副韧带位于拇收肌腱膜深方。外翻应力试验可评估该韧带的完整性（图 4.16）。
- 动态检查：握拳或屈曲拇指等动作有助于评估肌腱稳定性，以及显示拇收肌腱膜下的拇指尺侧副韧带。

• **伸肌腱帽 / 矢状束**
- 患者体位：坐位，手掌向下放在检查桌上，用毛巾垫于掌侧。
- 检查者体位：坐位，与患者面对面。

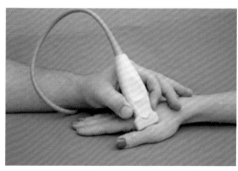
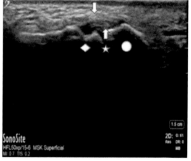

图 4.16　拇指尺侧副韧带（UCL）。显示拇指 UCL 长轴切面的探头位置与相应的声像图。UCL（向上箭头）、拇收肌腱膜（向下箭头）、第一掌指关节（星号）、拇指掌骨（菱形）、拇指近节指骨（圆圈）均在图中标注

- 探头位置：短轴放置于掌指关节背侧。
- 骨性标志：所评估手指的掌指关节。
- 目标：矢状束表现为掌指关节和指伸肌腱浅方的菲薄结构。其不均匀增厚伴回声减低提示断裂可能（图 4.17）。
- 动态检查：在矢状束断裂时进行手指屈伸运动，当手指伸直时，伸肌腱可向掌指关节的尺侧或桡侧偏移。在手指完全屈曲时，横切面超声显示伸肌腱向桡侧（通常）或尺侧脱位。

- **手指水平伸肌腱（"锤状指"评估）**
  - 患者体位：坐位，手掌向下放于检查桌上。
  - 检查者体位：坐位，与患者面对面。
  - 探头位置：远端指间关节的背侧。
  - 骨性标志：远端指间关节。
  - 目标：从远节指骨基底部开始评估伸肌腱的完整性。探头沿肌腱短轴向近心端移动，如在中节指骨远端发现不规则低回声，提示肌腱末端挛缩。若存在撕脱骨折，则可表现为挛缩肌腱远端相连骨块，且远端指骨基底部骨质缺损。

- **指甲（血管球瘤/肿瘤评估）**
  - 患者体位：坐位，手掌向下放于检查桌上。
  - 检查者体位：坐位，与患者面对面。
  - 探头位置：指甲背侧。

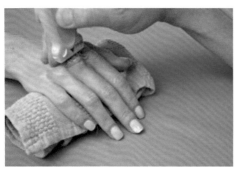
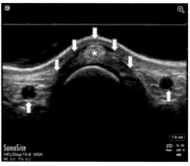

图 4.17　伸肌腱帽/矢状束。显示矢状束短轴切面的探头位置与相应的声像图。矢状束（向下箭头）、指伸肌腱（星号）、指背动脉（向上箭头）已在图中标注

－骨性标志：远节指骨与远节骨尖。

－目标：血管球瘤通常表现为甲下低回声结节，可能会侵犯远节指骨造成局部侵蚀。由于该肿瘤被认为是血管的错构，彩色多普勒可显示富血供。

- **伸肌腱近端（钮孔状畸形评估）**

　　－患者体位：坐位，手掌向下放于检查桌上。

　　－检查者体位：坐位，与患者面对面。

　　－探头位置：近端指间关节背侧。

　　－骨性标志：近端指间关节。

　　－目标：从中节指骨的基底部开始评估伸肌腱的完整性。探头沿肌腱短轴向近心端移动，同时可观察到伸肌腱中央束。肌腱撕裂时附着于中节指骨基底部的伸肌腱缺失，但伸肌腱侧束可以是完整的。

注意

1. 在腕关节背侧扫查中，Lister 结节是一个关键的骨性标志。
2. 所有肌腱可按临床需要向远端或近端追踪扫查。

（孙　洋　林卓华　译）

第 5 章　髋关节超声

髋关节前方区域

- 股骨头、股骨颈、关节囊、前滑膜隐窝和前盂唇
  - 患者体位：仰卧位。
  - 扫查者体位：坐在患者旁。
  - 探头位置：斜长轴放置在股骨颈上方，与股骨干平行（肥胖患者使用低频探头）。
  - 骨性标志：股骨头。
  - 目标：股骨头是识别前滑膜隐窝的标志。在前隐窝近端，髋臼前盂唇为三角纤维软骨结构，表现为均匀高回声。可在盂唇浅方识别髂股韧带（图 5.1a, b）。
- 股血管与神经
  - 患者体位：仰卧位。
  - 扫查者体位：坐在患者旁。
  - 探头位置：短轴放置在腹股沟区，垂直于股骨干。
  - 骨性标志：关节间隙，股骨头。
  - 目标：股神经血管束位于髂腰肌和肌腱的内侧。股神经位于外侧，股总动脉和静脉位于内侧（图 5.2）。
  - 动态扫查：通过 Doppler 功能可以区分动脉和静脉。探头加压后可以将静脉压闭，而不能将动脉压闭。

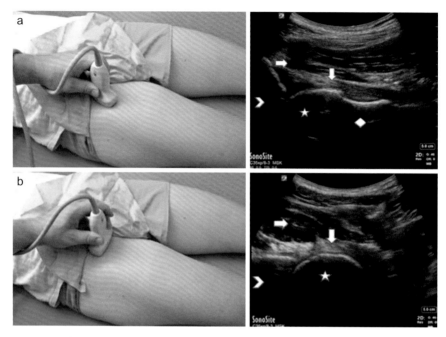

图 5.1　股骨头、股骨颈、关节囊、前滑膜隐窝、前盂唇、髂腰肌与肌腱。显示髋关节长轴切面（a）与短轴切面（b）探头的位置与相应的声像图。a 与 b 中股骨头（星号）、股骨颈（菱形）、髋臼（∧），关节囊（向下箭头）、髂腰肌复合体（水平箭头）均在图中标注

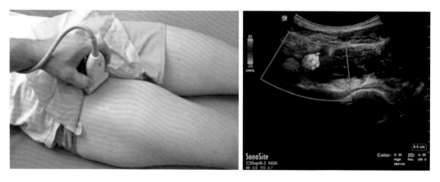

图 5.2　股血管与神经。显示股神经血管束短轴切面探头的位置与相应的声像图

- 髂腰肌及其肌腱与滑囊
  - 患者体位：仰卧位。
  - 扫查者体位：坐在患者旁。
  - 探头位置：短轴放置在腹股沟区，垂直于股骨干。
  - 骨性标志：关节间隙，股骨头。
  - 目标：髂腰肌位于股神经血管束外侧。在髂耻隆起处，髂腰肌腱在肌腹后内侧。髂腰肌滑囊位于肌腱和前方髋关节囊之间。
- 缝匠肌、阔筋膜张肌及其肌腱
  - 患者体位：仰卧位。
  - 扫查者体位：坐在患者旁。
  - 探头位置：短轴放置在髂前上棘上方。
  - 骨性标志：髂前上棘。
  - 目标：缝匠肌肌腱（内侧）和阔筋膜张肌（外侧）起自髂前上棘，可通过髂前上棘识别（图 5.3a, b）。
  - 扫查范围：在髂前上棘扫查到缝匠肌后，探头转向缝匠肌的长轴，由外向内扫查，直到股直肌的上方。阔筋膜张肌的扫查方法与此相同，阔筋膜张肌向前外侧止于阔筋膜前缘（股外侧肌浅方）。
- 股外侧皮神经
  - 患者体位：仰卧位。
  - 扫查者体位：坐在患者旁。
  - 探头位置：短轴放置在髂前上棘上方。
  - 骨性标志：髂前上棘。
  - 目标：在髂前上棘水平，腹股沟韧带附着点内侧，可以识别股外侧皮神经（图 5.4）
- 股直肌腱与肌腹
  - 患者体位：仰卧位。
  - 扫查者体位：坐在患者旁。
  - 探头位置：短轴放置在髂前下棘上方。
  - 骨性标志：髂前下棘。

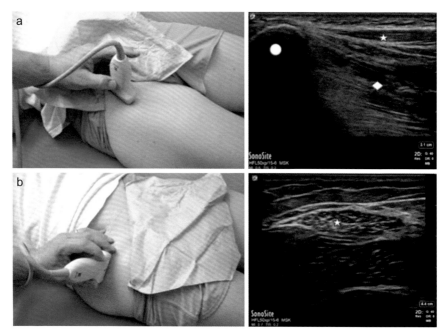

图 5.3　缝匠肌、阔筋膜张肌与肌腱。显示缝匠肌肌腱和肌腹长轴切面（a）和短轴切面（b）的探头位置与相应的声像图。a 与 b 中缝匠肌（星号）、髂前上棘（圆圈）和髂腰肌复合体（菱形）均在图中标注

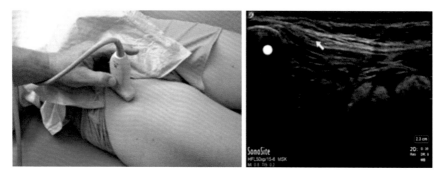

图 5.4　股外侧皮神经。显示股外侧皮神经的探头位置与相应的声像图。股外侧皮神经（箭头）与髂前上棘（圆圈）已被标注

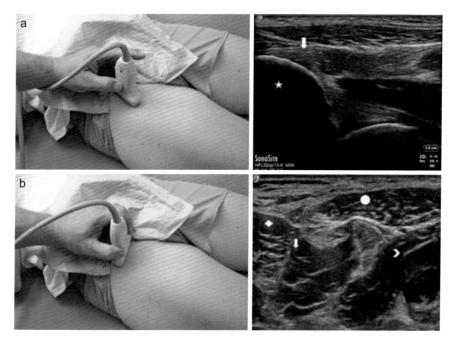

图 5.5　股直肌与肌腱。显示股直肌肌腱与肌腹的长轴切面（a）和短轴切面（b）的探头位置与相应的声像图。（a）与（b）中股直肌（向下箭头）、缝匠肌（圆圈）、髂前上棘（星号）、阔筋膜张肌（菱形）和髂腰肌复合体（∧）均在图中标注

- 目标：股直肌的直头起自髂前下棘，可通过髂前下棘识别（图 5.5a, b）。
- 扫查范围：识别髂前下棘，转动探头显示股直肌腱直头长轴。该肌腱的后方常伴声影。这是由于股直肌腱直头、非直头肌腱内纤维走行方向发生变化所导致。将探头横切，由近至远扫查股直肌，能看到阔筋膜张肌和缝匠肌之间的股直肌肌腹逐渐增大。

注意

在髋关节前方区域扫查时可能会观察到几种类型的髋关节内部弹响，通常是髂腰肌腱在髋臼或髋关节水平的运动不协调所致。当髋关节从屈曲外展外旋位转动到伸展内收内旋位时会引发弹响。

髋关节外侧区域

- 臀大肌和阔筋膜张肌
  - 患者体位：侧躺在检查床上，髋关节弯曲 20°～30°。
  - 检查者体位：坐在患者旁。
  - 探头位置：大转子上方。
  - 骨性标志：大转子。
  - 目标：阔筋膜张肌表现为条带样高回声，覆盖在臀中肌和臀小肌肌腱止于大转子处。臀大肌位于其后方（图 5.6a, b）
- 臀小肌和肌腱
  - 患者体位：侧躺在检查床上，髋关节弯曲 20°～30°。
  - 检查者体位：坐在患者旁。
  - 探头位置：大转子上方。
  - 骨性标志：大转子。
  - 目标：臀中肌（浅）和臀小肌（深）肌腱均止于大转子，可通过大转子识别（图 5.6a, b）。
  - 扫查范围：探头从阔筋膜张肌向后移动，依次显示两块肌肉的前缘。探头逐步向大转子方向扫查，可显示臀小肌肌腱附着于大转子前方。
- 臀中肌和肌腱
  - 患者体位：侧躺在检查床上，髋关节弯曲 20°～30°。
  - 检查者体位：坐在患者旁。
  - 探头位置：长轴及短轴放置在大转子上方。
  - 骨性标志：大转子。
  - 目标：臀中肌（浅）和臀小肌（深）肌腱均止于大转子，可通过大转子识别（图 5.6a, b）。
  - 扫查范围：探头放置在大转子的外侧面，臀中肌肌腱显示为弯曲纤维样条带结构。

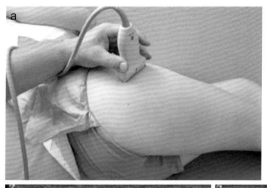

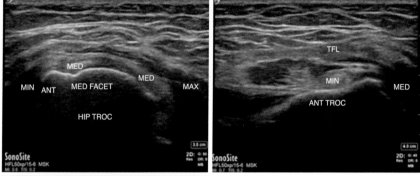

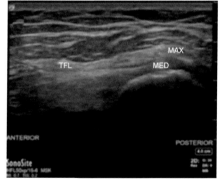

图 5.6　臀大肌、臀中肌、臀小肌和阔筋膜张肌。显示臀肌腱和肌腹的短轴切面（a）与长轴切面（b）的探头位置与相应的声像图。HIP TROC，股骨大转子；MED FACET，内侧面；ANT，前；MIN，臀小肌腱；MED，臀中肌腱；ANT TROC，大转子前面；MAX，臀大肌腱；TFL 阔筋膜张肌；ASIS，髂前上棘

- 大转子滑囊（臀大肌下滑囊）
  - 患者体位：侧躺在检查床上，髋关节屈曲 20° ~ 30°。
  - 检查者体位：坐在患者旁。
  - 探头位置：大转子上方，尽可能不加压。

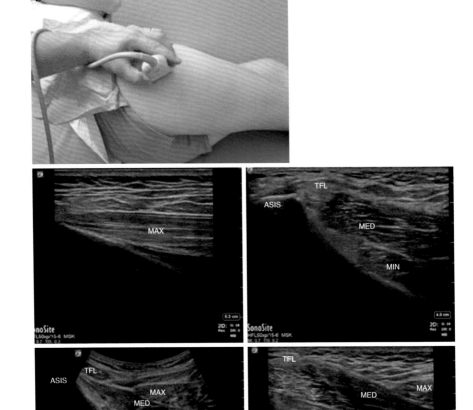

图 5.6 （续）

— 骨性标志：大转子。

— 目标：在合并炎症与积液时，大转子滑囊可清晰显示（图 5.7）。

• 弹响髋动态扫查（如临床需要）

注意

髋关节外部弹响的最常见原因是臀大肌或髂胫束的运动不协调，髋关节在侧卧位下屈伸时可诱发。

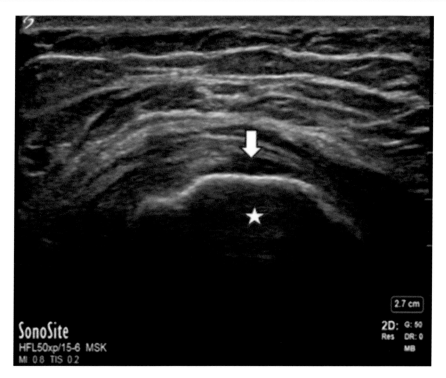

图 5.7　大转子滑囊（臀大肌下滑囊）。大转子短轴声像图显示大转子（星号）以及周围滑囊（箭头）

髋关节内侧区域

- 内收肌（长收肌、股薄肌、短收肌和大收肌）和肌腱
  - 患者体位：仰卧于检查桌上，屈膝，髋部外旋（蛙腿）。
  - 检查者体位：坐在患者旁。
  - 探头位置：短轴放置在内收肌内侧。
  - 骨性标志：髂前下棘。
  - 目标：长收肌（外侧）和股薄肌（内侧）位于最浅层，而短收肌位于浅群肌肉与深方大收肌之间（图 5.8a, b）。
  - 扫查范围：将探头旋转至内收肌长轴，向近端移动至耻骨可显示内收肌起点。长收肌远端股骨止点可显示为三角形低回声区。

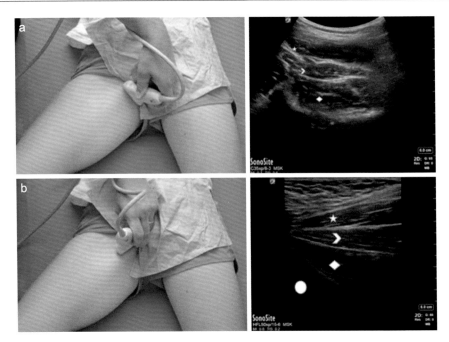

图 5.8　内收肌（长收肌、股薄肌、短收肌和大收肌）和肌腱。显示内收肌短轴切面（a）和长轴切面（b）的探头位置与相应的声像图。耻骨支（圆圈）、长收肌（星号）、短肌（∧）和大收肌（菱形）均在图中标注

- 髂腰肌远端肌腱
  - 患者体位：仰卧于检查桌上，屈膝，髋部外旋（蛙腿）。
  - 检查者体位：坐在患者旁。
  - 探头位置：长轴放置在小转子上。
  - 骨性标志：小转子。
  - 目标：评估髂腰肌腱小转子附着处（图 5.9）。
- 耻骨、耻骨联合、腹直肌及肌腱
  - 患者体位：仰卧于检查桌上，屈膝，髋部外旋（蛙腿）。
  - 检查者体位：坐在患者旁。
  - 探头位置：耻骨上方斜长轴。
  - 骨性标志：耻骨联合。
  - 目标：评估腹横肌和腹内斜肌的联合腱止点（图 5.10）。
  - 扫查范围：将探头向内侧移动，直至可以辨认出耻骨联合。

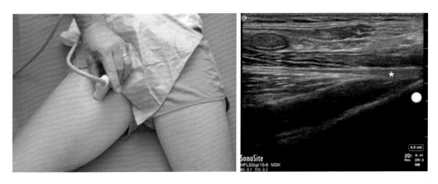

图 5.9　髂腰肌远端肌腱。显示髂腰肌止点长轴切面的探头位置与相应的声像图。小转子（圆圈）和髂腰肌腱（星号）均在图中标注

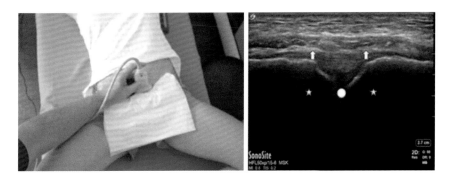

图 5.10　耻骨、耻骨联合、腹直肌及肌腱。显示耻骨联合长轴切面的探头位置与相应的声像图。腹横肌和腹内斜肌联合腱止点（向上箭头）、耻骨联合（星号）、关节间隙（圆圈）均在图中标注

注意

1. 短轴扫查内收肌群有助于初步识别不同内收肌，以便于进一步的长轴检查。
2. 对"运动疝"的评估可能涉及该区域的其他附加检查，包括瓦氏（Valsalva）动作和疝评估。

髋关节后方区域

- 臀大肌与肌腱
  - 患者体位：俯卧于检查床上，髋部垫一枕头。
  - 检查者体位：坐在患者旁。
  - 探头位置：靠近臀纹的近端（肥胖患者使用低频探头）。
  - 骨性标志：坐骨结节。
  - 目标：长短轴结合扫查臀大肌（图 5.11）。
- 臀中肌与肌腱
  - 患者体位：俯卧于检查床上，髋部垫一枕头。
  - 检查者体位：坐在患者旁。
  - 探头位置：靠近臀纹的近端（肥胖患者使用低频探头）。
  - 骨性标志：坐骨结节。
  - 目标：探头自臀大肌前缘向前移动，便可观察到臀中肌后缘。之后可以扫查至其在大转子的肌腱止点（图 5.11）。
- 深层短外旋肌（包括上孖肌、闭孔内肌、下孖肌、股方肌）
  - 患者体位：俯卧于检查床上，髋部垫一枕头。
  - 检查者体位：坐在患者旁。

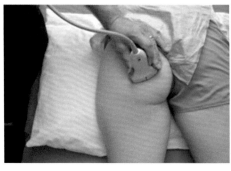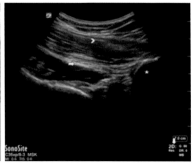

图 5.11　臀大肌、臀中肌与肌腱。显示臀肌长轴切面的探头位置与相应的声像图。大转子（星号）、臀大肌（∧）和臀中肌腱（箭头）均在图中标注

- 探头位置：在臀纹近端使用低频探头进行短轴扫查。
- 骨性标志：骶髂关节、坐骨结节。
- 目标：可在梨状肌下方识别坐骨神经。梨状肌也可以通过坐骨神经入盆处识别。坐骨结节外侧是腘绳肌的起点。坐骨神经是梨状肌下方出现的束状结构（图 5.12）。
- 扫查范围：当探头识别梨状肌后，向远端扫查，可显示短外旋肌。
- 动态试验：通过髋关节的内旋与外旋，动态评估外旋肌肌腱。

- 腘绳肌（半膜肌、半腱肌与股二头肌）肌腱与肌腹
  - 患者体位：俯卧于检查床上，髋部垫一枕头。
  - 检查者体位：坐在患者旁。
  - 探头位置：靠近臀纹的近端。
  - 骨性标志：坐骨结节。
  - 目标：可以在坐骨结节外侧识别股后肌群（半膜肌、半腱肌、股二头肌长头）的近端附着点。此切面 3 块肌肉附着点无法区分（图 5.13a, b）。
  - 扫查范围：沿短轴扫查腘绳肌腱。半腱肌与股二头肌形成高回声的联合腱，半膜肌位于该联合腱的浅方偏外侧，半腱肌（内侧）与股二头肌（外侧）的肌腹被联合腱分开。

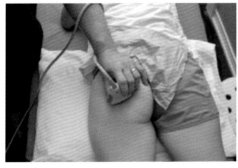
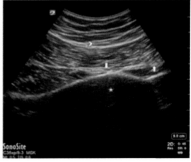

图 5.12　梨状肌和肌腱。显示深层短外旋肌长轴切面的探头位置与相应的声像图。髂骨（星号）、臀大肌（∧）、梨状肌和肌腱（向上、向下箭头）均在图中标注

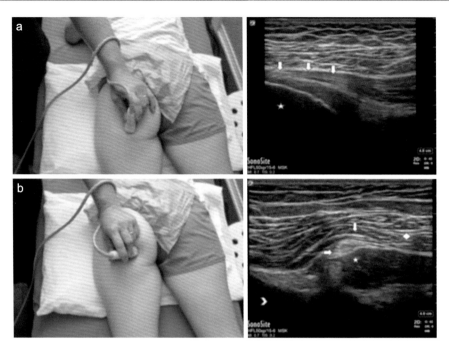

图5.13　腘绳肌（半膜肌、半腱肌与股二头肌）与肌腱。显示腘绳肌与肌腱长轴切面（a）和短轴切面（b）的探头位置与相应的声像图。（a）坐骨结节（星号）与半腱肌和股二头肌长头的联合肌腱（向下箭头）。（b）半腱肌（菱形）和肌腱（向下箭头）、坐骨神经（水平箭头）、大收肌（星号）和股骨（∧）均在图中标注

- 坐骨结节与滑囊区域
  - 患者体位：俯卧于检查床上，髋部垫一枕头。
  - 检查者体位：坐在患者旁。
  - 探头位置：靠近臀纹的近端。
  - 骨性标志：坐骨结节。
  - 目标：坐骨结节是很容易辨识的，当患者合并坐骨结节滑囊炎时，能观察到坐骨结节表面的滑囊积液。
- 坐骨神经
  - 患者体位：俯卧于检查床上，髋部垫一枕头。
  - 检查者体位：坐在患者旁。

- 探头位置：靠近臀纹的远端。
- 骨性标志：坐骨结节。
- 目标：在坐骨结节外侧能够显示腘绳肌的起点。在梨状肌下方出现的束状结构即坐骨神经。
- 扫查范围：沿坐骨神经长轴由近至远扫查。

注意

1. 臀小肌可能无法从后方扫查到。
2. 深部短外旋肌的扫查包括梨状肌、闭孔内肌 - 上孖肌 - 下孖肌复合体和股方肌。
3. 临床怀疑坐骨股骨撞击时，需要进行相应的动态检查，即将探头在股方肌横切扫查，嘱患者进行髋关节内旋和外旋。
4. 绝大多数情况下，坐骨神经在梨状肌深方走行。
5. 可根据临床需要进行骶髂关节的评估。

（孙　洋　葛喜凤　译）

第6章 膝关节超声

膝关节前区

- 股四头肌腱和肌腹
  - 患者体位：仰卧位，在膝后方垫一枕头，膝关节屈曲 20°~30°。
  - 检查者体位：坐在患者旁。
  - 探头位置：长轴放置在髌骨近端中线处。
  - 骨性标志：髌骨。
  - 目标：在长轴上，肌腱表现为多层的纤维样高回声结构。在短轴上，肌腱可向近端移行为肌肉-肌腱连接处，包括股外侧肌、股内侧肌、深方股中间肌和更近端的股直肌（图 6.1a, b）。
  - 扫查范围：应在长轴和短轴上评估肌腱，从内侧到外侧依次扫查。
  - 动态试验：膝关节进行屈伸，以评估肌腱各层的完整性。
- 股内侧肌和内侧支持带（包括内侧区域扫查）
  - 患者体位：仰卧位，在膝后方垫一枕头，膝关节屈曲 20°~30°，腿部轻微外旋。
  - 检查者体位：坐在患者旁。
  - 探头位置：长轴放置在髌骨近端中线处。
  - 骨性标志：髌骨、股骨。
  - 目标：识别股四头肌腱，短轴向内侧识别股内侧肌肌肉-肌腱连接处。如有需要，继续向近端移动探头可见肌肉。在髌骨内

67

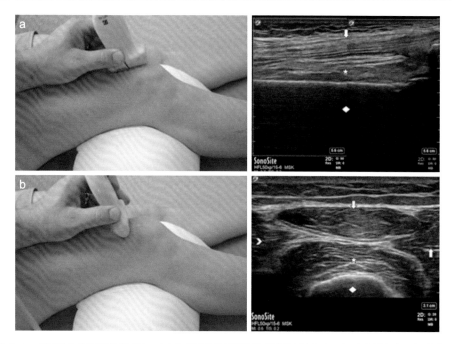

图 6.1   股四头肌腱和肌腹。扫查股四头肌腹和肌腱长轴（a）和短轴（b）的探头位置与相应的声像图。（a）显示股四头肌腱，股骨（菱形）、股直肌部分（箭头）和股中间肌部分（星号）。（b）显示股骨（菱形）、股直肌（向下箭头）、股外侧肌（向上箭头）、股内侧肌（∧）

　　侧附着处识别内侧支持带，为双层结构，向内侧延伸至股骨后方（图 6.2）。

- 股外侧肌和外侧支持带（包括外侧区域扫查）
  - 患者体位：仰卧位，在膝后方垫一枕头，膝关节屈曲 20°～30°，腿部轻微内旋。
  - 检查者体位：坐在患者旁。
  - 探头位置：短轴放置在髌骨近端中线处。
  - 骨性标记：髌骨、股骨。
  - 目标：识别股四头肌腱，向外侧识别股外侧肌肌肉 - 肌腱连接处。如有需要，继续向近端移动探头可见肌肉。在髌骨外侧附着处识别外侧支持带，为双层结构，并向外侧延伸（图 6.3）。

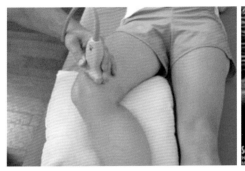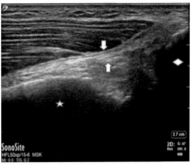

图 6.2　内侧支持带和髌股韧带（也包括内侧扫查区域）。短轴切面探头位置与相应的声像图。股骨（星号）、髌骨（菱形）和内侧支持带（箭头）

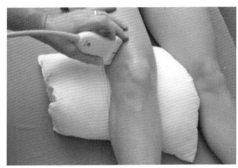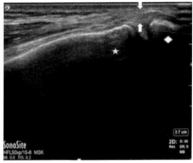

图 6.3　股外侧肌和外侧支持带（也包括外侧扫查区域）。短轴切面探头位置与相应的声像图。股骨（星号）、髌骨（菱形）和外侧支持带（箭头）

- 膝关节髌上隐窝
  - 患者体位：仰卧位，在膝后方垫一枕头，膝关节屈曲 20° ~ 30°。
  - 检查者体位：坐在患者旁。
  - 探头位置：长轴放置在髌骨近端中线处，探头尽量不加压。
  - 骨性标志：髌骨。
  - 目标：髌上隐窝位于股四头肌腱远端 1/3 处深方，髌骨近端，股前脂肪垫和髌上脂肪垫（表现为较大的高回声团）之间（图6.4 ）。
  - 扫查范围：探头在股四头肌腱表面向外侧和内侧移动。
  - 动态试验：膝关节处于屈曲状态，使液体进入隐窝。

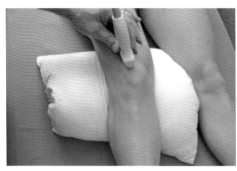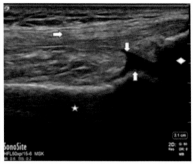

图 6.4　膝关节髌上隐窝。长轴切面探头位置与相应的声像图。股骨（星号）、髌骨（菱形）、髌上隐窝（箭头）和股四头肌腱（水平箭头）

- 髌骨和髌前滑囊
  - 患者体位：仰卧位，在膝后方垫一枕头，膝关节屈曲 20°～30°。
  - 检查者体位：坐在患者旁。
  - 探头放置：长轴放置在髌骨中线处，探头尽量不加压。
  - 骨性标志：髌骨。
  - 目标：识别并评估髌骨，然后评估髌骨下极浅方的髌前滑囊。滑囊只有在有积液的情况下才能被看见（图 6.5）。
  - 扫查范围：探头在髌骨表面向外侧和内侧移动，从近端到远端。
- 髌腱和胫骨粗隆
  - 患者体位：仰卧位，在膝后方垫一枕头，膝关节屈曲 20°～30°。
  - 检查者体位：坐在患者旁。
  - 探头放置：短轴放置在髌骨远端中线处。
  - 骨性标志：髌骨、胫骨近端。
  - 目标：识别髌腱，其近端起自髌骨下极，远端止于胫骨粗隆，呈纤维样高回声结构（图 6.6a, b）。
  - 扫查范围：探头在髌腱表面向内侧和外侧移动，从髌骨下极到胫骨粗隆。
  - 动态试验：屈伸膝关节以评估髌腱完整性。

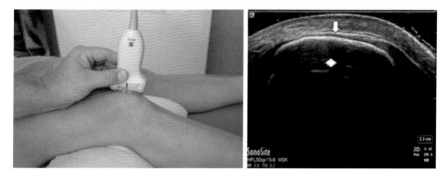

图 6.5　髌骨和髌前滑囊。髌骨和髌前滑囊长轴探头位置与相应的声像图。髌骨（菱形）和髌前滑囊（箭头）

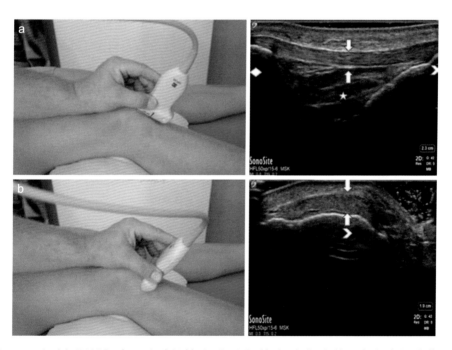

图 6.6　髌腱与胫骨粗隆。髌腱长轴（a）和短轴（b）探头位置与相应的声像图。（a）显示髌骨（菱形）、髌腱（箭头）、Hoffa 脂肪垫（星号）和胫骨粗隆（∧）。（b）显示髌腱（箭头）和胫骨粗隆（∧）

- 髌下浅囊和深囊
  - 患者体位：仰卧位，在膝后方垫一枕头，膝关节屈曲 20°～30°。
  - 检查者体位：坐在患者旁。
  - 探头放置：短轴放置在髌腱下极中线处，探头尽量不加压。
  - 骨性标志：髌骨。
  - 目标：可在髌腱深方和胫骨浅方识别髌下深囊，呈三角形低回声区。髌下浅囊在正常人中不可见。
- 股骨远端软骨
  - 患者体位：仰卧位，膝关节屈曲 90°。
  - 检查者体位：坐在患者旁。
  - 探头位置：短轴放置在髌骨近端中线处。
  - 骨性标志：髌骨、股骨滑车。
  - 目标：股骨滑车软骨表现为厚度均匀的低回声结构（图 6.7a～c）。
  - 扫查范围：探头向外侧和内侧移动。

注意

1. 检查浅表的滑囊需要在皮肤表面放置导声垫或堆积大量耦合剂，以减少探头压力和检查假阴性的可能。
2. 股四头肌和髌腱的动态检查包括探头加压、被动或主动膝关节屈曲、股四头肌主动收缩、髌骨滑动或膝关节抗阻伸展等。这些动作有助于识别是部分还是全层撕裂。

膝关节内侧区

- 内侧副韧带（MCL）
  - 患者体位：仰卧位，腿外旋，膝关节屈曲 20°～30°，膝关节外侧垫一枕头。
  - 检查者体位：坐在患者旁。
  - 探头放置：长轴放置在股骨远端，与股骨干呈 45°。

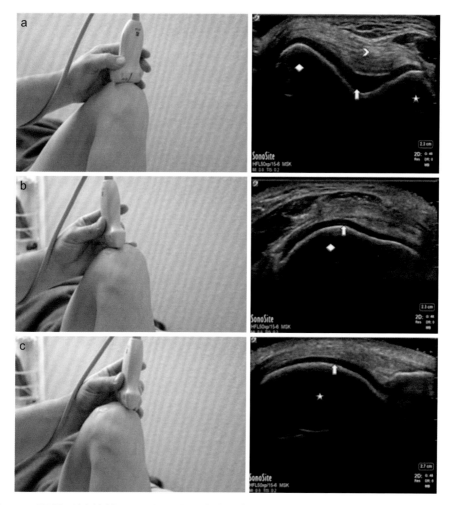

图 6.7　股骨远端软骨。显示股骨远端关节软骨短轴（a）及长轴［（b）为外侧髁水平，（c）为内侧髁水平］切面的探头位置与相应的声像图。股骨外侧髁（菱形）、内侧髁（星号）、关节软骨（箭头）及股四头肌腱（∧）均在图中标注

- 骨性标志：股骨内侧髁、近端胫骨。
- 目标：长轴上，MCL 表现为范围较大的低回声纤维组织（图 6.8a, b）。
- 扫查范围：韧带应同时在长轴和短轴上进行评估，探头向内侧和外侧扫查。
- 动态试验：膝关节外翻以评估韧带的完整性。

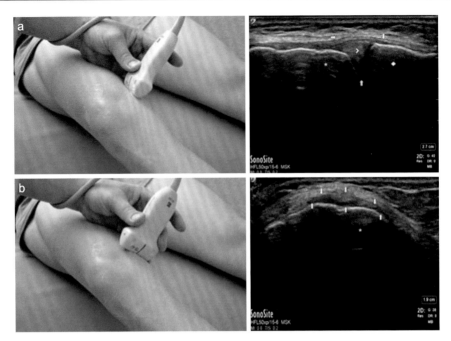

图 6.8　内侧副韧带（MCL）、内侧半月板及内侧胫股关节间隙。显示 MCL 长轴（a）及短轴（b）切面的探头位置与相应的声像图。（a）胫骨（菱形）、股骨（星号）、MCL 浅层（水平箭头）、MCL 深层（向下箭头）、内侧胫股关节间隙（向上箭头）和半月板（∧）均在图中标注。（b）可见股骨（星号）和 MCL（箭头）

- 内侧半月板和内侧胫股关节间隙
  - 患者体位：仰卧位，腿外旋，膝关节屈曲 20°～30°，膝关节外侧垫一枕头。
  - 检查者体位：坐在患者旁。
  - 探头放置：长轴放置在内侧关节线。
  - 骨性标志：股骨内侧髁，胫骨近端。
  - 目标：内侧半月板和胫股关节间隙可在 MCL 深方识别，内侧半月板表现为三角形高回声结构。
  - 扫查范围：探头稍微向前移动，可见内侧半月板前角。

- 鹅足腱和滑囊
  - 患者体位：仰卧位，腿外旋，膝关节屈曲 20°~30°，膝关节外侧垫一枕头。
  - 检查者体位：坐在患者旁。
  - 探头放置：短轴放置在胫骨近端，探头尽量不加压。
  - 骨性标志：股骨远端，胫骨近端。
  - 目标：在短轴上识别 MCL，识别位于最前面的缝匠肌、中间的股薄肌和最后面的半腱肌肌腱并扫查至其附着处。鹅足腱滑囊在有积液时可被评估（图 6.9a, b）。
  - 扫查范围：在长轴和短轴上评估肌腱，从近端到远端进行扫查。
- 髌内侧支持带和髌股关节（也包括前区扫查）
  - 患者体位：仰卧位，腿外旋，膝关节伸直。
  - 检查者体位：坐在患者旁。
  - 探头放置：长轴放置在髌骨内上方。

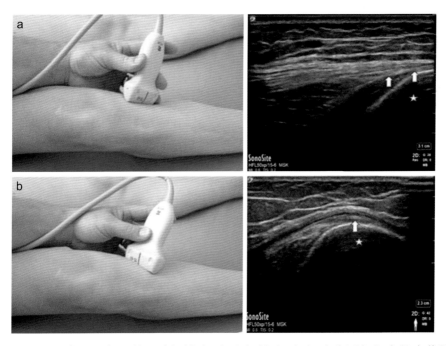

图 6.9　鹅足腱和滑囊。鹅足腱长轴（a）和短轴（b）探头位置与相应的声像图。胫骨（星号）和鹅足腱复合体（向上箭头）

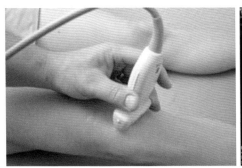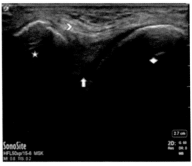

图 6.10　髌内侧支持带与髌股关节。髌内侧支持带短轴探头位置与相应的声像图。内侧髁（菱形）、髌骨（星号）、内侧髌股关节（向上箭头）和内侧支持带（∧）

- 骨性标志：股骨内侧髁，髌骨内侧。
- 目标：髌内侧支持带起自股骨内侧髁的后侧，止于髌骨内侧上 1/3，长轴从起点至止点进行扫查。髌股关节间隙位于其深方（图 6.10）。
- 扫查范围：在长轴和短轴上评估支持带，在其走行区域进行扫查。
- 动态试验：髌骨向外侧倾斜时可评估支持带的完整性。

注意

1. 可在膝关节后 - 后内侧识别鹅足腱并向远端追踪。
2. 外翻试验通常在膝关节屈曲 30° 时进行。

膝关节外侧区

- 髂胫束
  - 患者体位：仰卧位，腿内旋，膝关节屈曲 20° ~ 30°，膝关节内侧垫一枕头。
  - 检查者体位：坐在患者旁。
  - 探头放置：长轴放置在股骨远端，平行股骨干 / 大腿长轴。

- 骨性标志：股骨外侧髁，胫骨近端。
- 目标：在长轴上，髂胫束表现为薄而平的低回声纤维结构（图6.11）。
- 扫查范围：在长轴和短轴上评估髂胫束，向内侧和外侧扫查，并扫查至胫骨 Gerdy 结节附着处。

- 外侧副韧带
  - 患者体位：仰卧位，腿内旋，膝关节屈曲 20°~30°，膝关节内侧垫一枕头。
  - 检查者体位：坐在患者旁。
  - 探头放置：长轴放置在在股骨远端，平行股骨干 / 大腿长轴。
  - 骨性标志：股骨外侧髁，腓骨头。
  - 目标：外侧副韧带表现为低回声纤维结构，从股骨外侧髁延伸至腓骨头（图 6.12）。
  - 扫查范围：在长轴和短轴上评估该韧带，并从近端到远端进行扫查。
  - 动态试验：膝关节内翻来评估韧带的完整性。

- 外侧半月板和胫股关节间隙
  - 患者体位：仰卧位，腿内旋，膝关节屈曲 20°~30°，膝关节内侧垫一枕头。

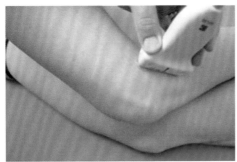
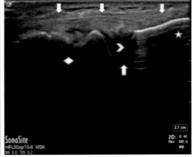

图 6.11　髂胫束（ITB）、外侧半月板、外侧胫股关节间隙。外侧胫股关节间隙及髂胫束长轴探头位置与相应的声像图。胫骨 Gerdy 结节（星号）、股骨（菱形）、外侧半月板（∧）、外侧胫股关节间隙（向上箭头）和髂胫束（向下箭头）

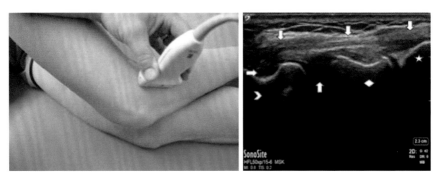

图 6.12　外侧副韧带（LCL）与腘肌腱。LCL 长轴探头放置与相应的声像图。腓骨（星号）、胫骨（菱形）、股骨（∧）、外侧胫股关节间隙（向上箭头）、腘肌腱（水平箭头）和 LCL（向下箭头）

- 检查者体位：坐在患者旁。
- 探头放置：长轴放置在胫股外侧关节线。
- 骨性标志：股骨外侧髁，胫骨近端。
- 目标：外侧半月板和胫股关节间隙位于髂胫束深方。外侧半月板呈三角形的高回声结构。
- 扫查范围：探头可稍微向前移动，显示外侧半月板前角。
- 股二头肌腱和肌腹
  - 患者体位：仰卧位，腿内旋，膝关节屈曲 20°～30°，膝关节内侧垫一枕头。
  - 检查者体位：坐在患者旁。
  - 探头位置：长轴放置在股骨远端，探头远端置于腓骨头上。
  - 骨性标志：股骨外侧髁，腓骨头。
  - 目标：股二头肌腱和外侧副韧带均止于腓骨头，股二头肌腱走行位于外侧副韧带后方（图 6.13）。
  - 扫查范围：在长轴和短轴上评估肌腱，从近端到远端进行扫查。
- 腘肌腱和肌腹
  - 患者体位：仰卧位，腿内旋，膝关节屈曲 20°～30°，膝关节内侧垫一枕头。
  - 检查者体位：坐在患者旁。

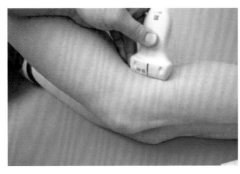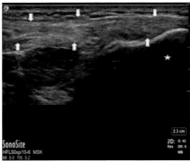

图 6.13　股二头肌腱和肌腹。股二头肌腱长轴探头与相应的声像图。腓骨（星号）和股二头肌腱（箭头）

- 探头放置：长轴放置在股骨远端，与股骨干 / 大腿长轴平行。
- 骨性标志：股骨外侧髁，胫骨近端。
- 目标：识别髂胫束，探头向外侧移动，直到股骨外侧髁腘肌腱沟出现，腘肌腱位于外侧副韧带深方（见图 6.12）。
- 扫查范围：肌腱向关节后方绕行时进行追踪，也可以向远端追踪，识别胫骨后方的肌腹。
- 动态试验：膝关节可以内外旋转，以评估肌腱运动。
- 髌外侧支持带和髌股关节
  - 患者体位：仰卧位，腿内旋，膝关节伸直。
  - 检查者体位：坐在患者旁。
  - 探头放置：长轴放置在髌骨外上方。
  - 骨性标志：股骨外侧髁，髌骨外侧。
  - 目标：长轴上，从髌外侧支持带髌骨外侧的止点，追踪到其在股骨外侧髁的起点。外侧髌股关节间隙在其深方。
  - 扫查范围：在长轴和短轴上评估支持带，并扫查其走行区域。
- 近端胫腓关节
  - 患者体位：仰卧位，腿内旋，膝关节伸直。
  - 检查者体位：坐在患者旁。
  - 探头放置：放置在腓骨头并指向髌骨下极。
  - 骨性标志：胫骨平台外侧，腓骨头。

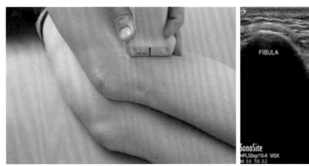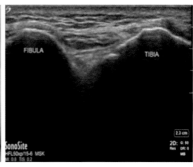

图 6.14   近端胫腓关节。胫腓关节长轴探头放置与相应的声像图（译者注：原著探头位置错误，应在图像基础上旋转 90°，短轴切面扫查，获得近端胫腓关节声像图）

－ 目标：识别较厚的胫腓前上韧带，关节间隙在其深方（图 6.14）。

注意

1. 内翻压力试验通常在膝关节屈曲 30° 时进行。
2. 膝关节屈伸时，可在股骨外上髁水平，短轴切面上动态评估髂胫束运动。

膝关节后区

- 腘窝、腘动静脉
  - 患者体位：俯卧位，膝关节伸直。
  - 检查者体位：坐在患者旁。
  - 探头放置：短轴放置在腘窝皱襞上，探头尽量不加压。
  - 骨性标志：股骨后方，胫骨后方。
  - 目标：在腘窝，腘动脉位于腘静脉深方（图 6.15a, b）。
  - 扫查范围：侧动探头从近端到远端扫查腘神经血管束。
  - 动态试验：如果不能识别静脉，可以稍微弯曲膝关节，让静脉填充提高其显示率。多普勒超声可区分静脉和动脉（图 6.15a, b）。

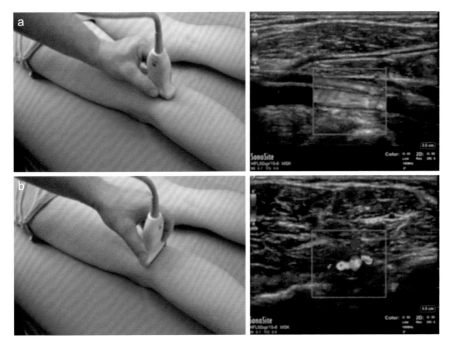

图 6.15　腘窝、腘动静脉。腘动静脉长轴（a）和短轴（b）探头位置与相应的声像图

- 坐骨神经、胫神经和腓总神经
  - 患者体位：俯卧位，膝关节伸直。
  - 检查者体位：坐在患者旁。
  - 探头放置：高频线阵探头短轴放置在腘窝皱襞上。
  - 骨性标志：股骨后方，胫骨后方。
  - 目标：可在腘窝尖端识别近端的坐骨神经，并向远端追查。在腘窝，坐骨神经分成内侧的胫神经和外侧的腓总神经。胫神经位于腘动静脉的浅方。神经在长轴切面上表现为不均匀的低回声结构，在短轴切面上呈蜂窝状（图 6.16a）。
  - 扫查范围：侧动探头从近端到远端在长轴（图 6.16a）和短轴（图 6.16b）扫查腘神经血管束。腓总神经环绕腓骨颈走行时可被扫查识别。

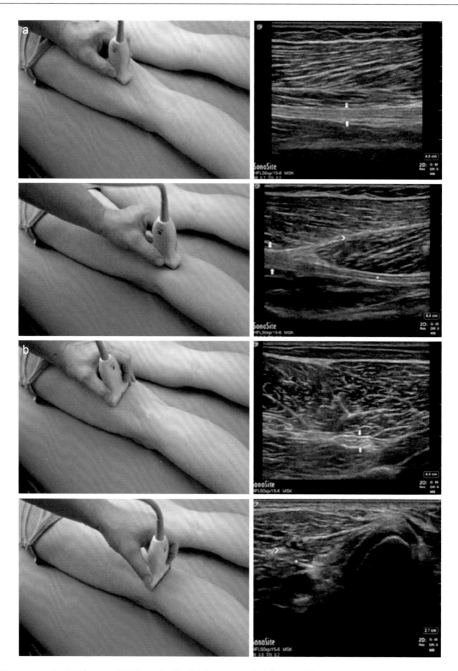

图 6.16   坐骨神经、胫神经和腓总神经。后方神经长轴（a）和短轴（b）探头位置与相应的声像图。坐骨神经（箭头），胫神经（星号），腓总神经（∧）

- 腓肠肌内侧头肌腱和肌腹，半膜肌腱和肌腹，半膜肌 - 腓肠肌内侧头滑囊和半腱肌腱

  - 患者体位：俯卧位，膝关节伸直。
  - 检查者体位：坐在患者旁。
  - 探头放置：短轴放置在小腿中段内侧，探头尽量不加压。
  - 骨性标志：股骨后髁。
  - 目标：腓肠肌内侧头可在小腿中部识别，位于比目鱼肌浅方。可向近端追踪腓肠肌内侧头至腘窝水平，直到显示股骨后髁。半膜肌腱可在腓肠肌内侧识别，两者之间被滑囊间隙分隔。半腱肌腱位于半膜肌腱的浅方（图 6.17a, b）。
  - 扫查范围：根据需要，侧动探头从近端到远端在长轴和短轴上扫查肌腱和肌腹。

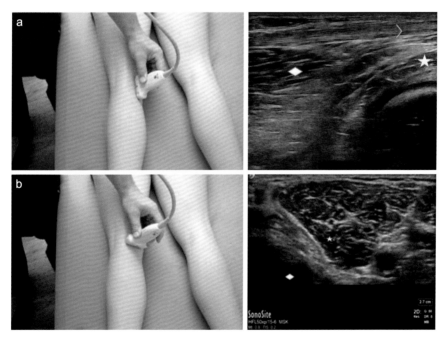

图 6.17　腓肠肌内侧头肌腱和肌腹、半膜肌腱和肌腹、半膜肌 - 腓肠肌内侧头滑囊、半腱肌腱。腓肠肌内侧头长轴（a）和短轴（b）探头位置与相应的声像图。（a）腓肠肌内侧头（星号）、半膜肌（菱形）和半腱肌肌腱（∧）。（b）股骨髁（菱形）和腓肠肌内侧头（星号）

- 腓肠肌外侧头肌腹和肌腱
  - 患者体位：俯卧位，膝关节伸直。
  - 检查者体位：坐在患者旁。
  - 探头放置：短轴放置在小腿中段外侧。
  - 骨性标志：股骨后髁。
  - 目标：腓肠肌外侧头可在小腿中部识别，位于比目鱼肌浅方。可向近端追踪腓肠肌外侧头至腘窝水平，直到显示股骨后髁（图 6.18）。
  - 扫查范围：根据需要，侧动探头从近端到远端在长轴和短轴上扫查肌腱和肌腹。
- 内侧、外侧半月板后角及胫股关节间隙
  - 患者体位：俯卧位，膝关节伸直。
  - 检查者体位：坐在患者旁。
  - 探头放置：将低频探头放置在腘窝内外侧进行短轴扫查。
  - 骨性标志：股骨后方，胫骨后方。
  - 目标：分别在腘窝内侧和外侧识别内侧、外侧半月板后角。半月板表现为三角形的高回声结构。
  - 动态试验：膝关节屈曲，可评估半月板膨出。
- 后交叉韧带
  - 患者体位：俯卧位，膝关节伸直。

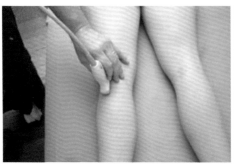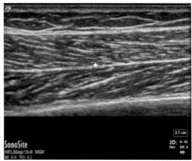

图 6.18　腓肠肌外侧头肌腱和肌腹。腓肠肌外侧头长轴探头位置与相应的声像图。腓肠肌外侧头（星号）

- 检查者体位：坐在患者旁。
- 探头放置：将低频探头放置在与腘窝中线呈 45° 处，探头远端指向外侧胫骨平台。
- 骨性标志：内侧股骨后方，外侧胫骨后方。
- 目标：在髁间窝深方可以识别后交叉韧带的中远端部分（图 6.19）。
- 扫查范围：侧动探头从近端到远端扫查韧带至其附着处。
- 动态试验：向胫骨施加向后的力会使韧带紧张，有助于评估其完整性。

注意

1. Baker 囊肿是一种特殊类型的腘窝囊肿，为腓肠肌内侧头 - 半膜肌滑囊的扩张。只有在腓肠肌内侧头和半膜肌之间见一颈部与胫股后关节相交通的囊肿时，才能诊断为 Baker 囊肿。
2. 胫静脉常被压闭，因此探头加压时不能显示。为了显示静脉，需要使用最小的压力。
3. 在腘窝后外侧从浅至深可见胫神经、腘静脉和腘动脉。

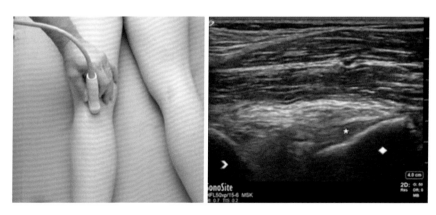

图 6.19　后交叉韧带（PCL）。PCL 长轴探头位置与相应的声像图。PCL（星号），胫骨（菱形）和股骨（∧）

（付　帅　郝云霞　译）

第 7 章　踝关节和足部超声

前踝区

1. 胫前肌腱和肌腹
   - 患者体位：仰卧位，足悬于检查床之外。
   - 检查者体位：坐在患者旁。
   - 探头位置：短轴放置在踝关节内侧水平。
   - 骨性标志：远端胫骨内侧，距骨。
   - 目标：胫前肌腱是踝关节前区最大、最内侧的肌腱，长轴上表现为纤维状结构，短轴上呈高回声结构，内部呈斑点状（图 7.1a，b）。
   - 扫查范围：探头沿着肌腱在长轴和短轴上从近端到远端扫查，从前外侧肌肉 - 肌腱连接处斜向内下至其远端附着处，即内侧楔骨前内侧面和第一跖骨底。
   - 动态扫查：踝关节进行背伸和跖屈来评估肌腱的完整性。
2. 踇长伸肌（EHL）肌腱和肌腹
   - 患者体位：仰卧位，足悬于检查床之外。
   - 检查者体位：坐在患者旁。
   - 探头位置：短轴放置在踝关节内侧至中线水平。
   - 骨性标志：远端胫骨，距骨。
   - 目标：首先确定胫前肌腱，EHL 就在其外侧，长轴上表现为较小的纤维状结构，短轴上呈高回声结构，内部呈斑点状（图

7.1a, c ）。

　　－ 扫查范围：探头沿着肌腱在长轴和短轴上从近端到远端扫查，从小腿中部前外侧跨越足背，远端止于踇趾远节趾骨底。

　　－ 动态扫查：踇趾进行背伸和跖屈来评估肌腱的完整性。

3. 趾长伸肌（EDL）肌腱和肌腹
　　－ 患者体位：仰卧位，足悬于检查床之外。
　　－ 检查者体位：坐在患者旁。
　　－ 探头位置：短轴放置在踝关节外侧至中线水平。
　　－ 骨性标志：远端胫骨，远端腓骨，距骨。
　　－ 目标：EDL 在踝关节前区位于最外侧，长轴上表现为纤维状结构，短轴上呈高回声结构，内部呈斑点状（图 7.1a, d ）。
　　－ 扫查范围：探头沿着肌腱在长轴和短轴上从近端到远端扫查，EDL 从小腿前外侧跨越足背在距骨颈远端分成 4 束，在背侧继续走行止于第二至第五中节及远节趾骨。
　　－ 动态扫查：足趾进行背伸和跖屈来评估肌腱的完整性。

4. 第三腓骨肌
　　－ 患者体位：仰卧位，足悬于检查床之外。
　　－ 检查者体位：坐在患者旁。
　　－ 探头位置：短轴放置在踝关节外侧至中线水平。
　　－ 骨性标志：胫骨远端，腓骨远端，距骨。
　　－ 目标：第三腓骨肌可能缺失。如果存在，则位于 EDL 外侧，与 EDL 相邻或位于同一腱鞘内。
　　－ 扫查范围：探头沿着肌腱在长轴和短轴上从近端到远端扫查，第三腓骨肌腱止于骰骨外侧或第五跖骨底。
　　－ 动态扫查：足部进行内翻和外翻来评估肌腱的完整性。

5. 上、下伸肌支持带
　　－ 患者体位：仰卧位，足悬于检查床之外。
　　－ 检查者体位：坐在患者旁。
　　－ 探头位置：短轴放置在踝关节水平。
　　－ 骨性标志：胫骨远端，腓骨远端，距骨。

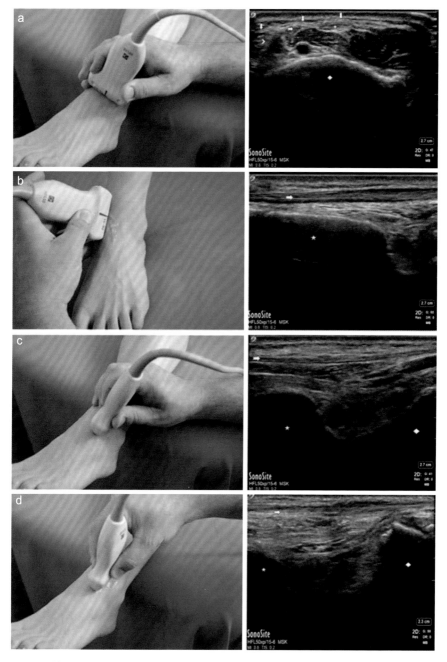

图 7.1　胫前肌（TA）、踇长伸肌（EHL）、趾长伸肌（EDL）肌腹和肌腱，和上伸肌支持带。TA、EHL 和 EDL 肌腹和肌腱（短轴和长轴）。短轴（a）和长轴（b、c 和 d）探头位置与相应的声像图。（a）TA（∧）、EHL（水平箭头）、EDL（星号）、伸肌上支持带（向下箭头），距骨（菱形）。（b）胫骨（星号）和 TA（水平箭头）。（c）胫骨（星号）、距骨（菱形）和 EHL（水平箭头）。（d）胫骨（星号）、距骨（菱形）和 EDL（水平箭头）

- 目标：支持带呈高回声的纤维带状结构，在伸肌腱表面呈水平方向延伸。
- 扫查范围：探头沿着支持带短轴从内侧到外侧扫查，从踝关节前内侧扫查至其止点处。上伸肌支持带从胫骨内侧延伸至腓骨远端（图 7.1a）。下支持带呈 Y 形，止于跟骨、内踝和距骨。
- 动态扫查：足部进行背伸和跖屈来评估韧带的完整性。

6. 腓深神经和足背动脉
- 患者体位：仰卧位，足悬于检查床之外。
- 检查者体位：坐在患者旁。
- 探头位置：短轴放置在踝关节外侧至中线水平。
- 骨性标志：胫骨远端，腓骨远端，距骨。
- 目标：腓深神经和足背动脉位于踝关节 EDL、EHL 深方，EDL 和 EHL 之间（图 7.2）。
- 扫查范围：探头沿着神经和动脉走行在长轴和短轴上从近端到远端扫查，多普勒超声可以用来鉴别动脉和邻近的静脉。探头轻压可压闭静脉。

7. 胫腓前下韧带（AITFL）
- 患者体位：仰卧位，足悬于检查床之外，足内翻。
- 检查者体位：坐在患者旁。

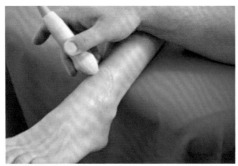
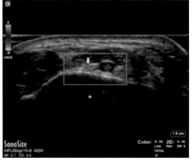

图 7.2　腓深神经与足背动脉。短轴探头位置与相应的声像图。腓深神经（向下箭头），足背动脉（红色），远端胫骨（星号）

- 探头位置：远端放置在外踝，与腓骨干呈 45°，近端指向胫骨远端。
- 骨性标志：胫骨远端，腓骨远端，距骨。
- 目标：AITFL 在关节前部呈中等厚度的高回声带（图 7.3）。
- 动态扫查：踝关节外翻、背伸或外旋，使韧带紧张并评估其完整性。

8. 关节前隐窝和关节囊
- 患者体位：仰卧位，足悬于检查床之外。
- 检查者体位：坐在患者旁。
- 探头位置：长轴放置在踝关节中线水平。
- 骨性标志：胫骨远端，腓骨远端，距骨。
- 目标：关节前隐窝位于伸肌腱和神经血管结构深方。
- 扫查范围：探头在关节内侧和外侧移动以完成评估。
- 动态扫查：关节可进行背伸、跖屈、外翻和内翻，在操作过程中评估关节隐窝是否有积液。

注意

1. 根据临床需要追踪近端和远端肌腱。
2. 胫腓前下韧带的动态评估可以通过外旋应力试验、挤压试验或负重试验进行。

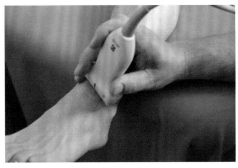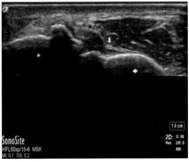

图 7.3　胫腓前下韧带（AITFL）。长轴探头位置与相应的声像图。胫骨（星号）、腓骨（菱形）和 AITFL（向下箭头）

内踝区

9. 胫后肌腱和肌腹
    - 患者体位：仰卧位，腿外旋，足悬于检查床之外。
    - 检查者体位：坐在患者旁。
    - 探头位置：短轴放置在内踝后方，与胫骨干呈 45°。
    - 骨性标志：内踝。
    - 目标：胫后肌腱是踝关节内侧最大、最靠前的肌腱，长轴上表现为纤维状结构，短轴上呈高回声结构，内部呈斑点状（图7.4a,b）。

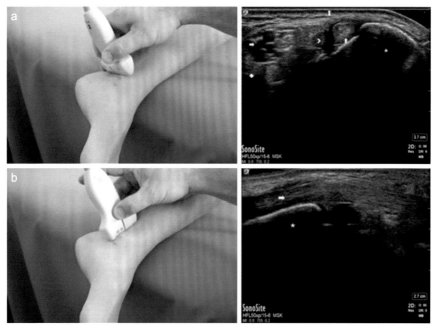

图 7.4 胫后肌（TP）、趾长屈肌（FDL）、蹈长屈肌（FHL）肌腱和肌腹。TP、FHL 和 FDL 肌腱（短轴和长轴）。短轴（a）显示踝关节后内侧 3 根肌腱，长轴显示 TP（b）的探头位置与相应的声像图。（a）TP（向上箭头），FDL（∧），FHL（菱形），神经血管束（水平箭头），胫骨（星号）和屈肌支持带（向下箭头）。（b）胫骨（星号）和 TP（水平箭头）

- 扫查范围：探头沿着肌腱从近端到远端扫查，肌腱在内踝下方呈扇形散开，止于舟骨和其余跗骨（除了距骨、第二至第四跖骨）。多普勒超声可用于评估肌腱的炎症情况。
- 动态扫查：足部进行内翻和外翻来评估肌腱的完整性。

10. 趾长屈肌（FDL）腱和肌腹
- 患者体位：仰卧位，腿外旋，足悬于检查床之外。
- 检查者体位：坐在患者旁。
- 探头位置：短轴放置在内踝后方，与胫骨干呈 45°。
- 骨性标志：内踝。
- 目标：FDL 腱位于胫后肌腱后方，比胫后肌腱小，长轴上表现为纤维状结构，短轴上呈高回声结构，内部呈斑点状（见图 7.4a）。
- 扫查范围：探头沿着肌腱从近端到远端扫查，肌腱在内踝下方沿载距突内侧走行，止于第二至第五远节趾骨跖侧面。
- 动态扫查：患者屈伸足趾，以评估肌腱的完整性和运动情况。

11. 胫神经，胫后动脉和静脉，足底内侧、外侧神经
- 患者体位：仰卧位，腿外旋，足悬于检查床之外。
- 检查者体位：坐在患者旁。
- 探头位置：短轴放置在内踝后方，与胫骨干呈 45°。
- 骨性标志：内踝。
- 目标：神经血管束（胫神经、胫后动脉和静脉）位于 FDL 旁，在 FHL 肌腱浅方。胫神经在短轴切面上呈蜂窝状，而静脉探头加压可被压闭（图 7.5）。
- 扫查范围：探头沿着神经走行从近端到远端扫查，神经远端分为足底内侧、外侧神经。多普勒超声可用于区分静脉和动脉。

12. 蹋长屈肌（FHL）腱和肌腹
- 患者体位：仰卧位，腿外旋，足悬于检查床之外。
- 检查者体位：坐在患者旁。
- 探头位置：短轴放置在内踝后方，与胫骨干呈 45°。

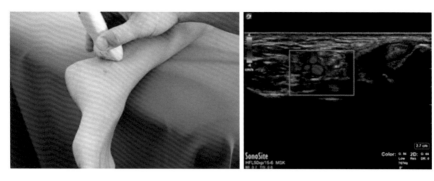

图 7.5　胫神经、胫后动静脉。短轴探头位置与相应的声像图

- 骨性标志：内踝。
- 目标：相对于内踝的其他肌腱，FHL 腱位于深方和后部，位于胫后肌腱的后方，比胫后肌腱小，长轴上表现为纤维状结构，短轴上呈高回声结构，内部呈斑点状（见图 7.4a）。
- 扫查范围：探头沿着肌腱从近端到远端扫查，肌腱在载距突下方跖侧面走行，与 FDL 腱相交叉，继续延伸止于蹈趾远节趾骨。
- 动态扫查：患者屈伸蹈趾，以评估肌腱的完整性和运动情况。

13. 三角韧带和内侧胫距关节
- 患者体位：仰卧位，腿外旋，足悬于检查床远端之外。
- 检查者体位：坐在患者旁。
- 探头位置：短轴放置在内踝水平。
- 骨性标志：内踝、距骨、跟骨、舟骨。
- 目标：探头固定在内踝识别三角韧带的各个部分，较短的深层部分止于距骨内侧，浅层部分呈三角形，分别附着于舟骨、距骨和跟骨（图 7.6a, b）。
- 动态扫查：足部背伸可以更好地检查韧带的后部，而胫舟部分最好在足中立时显示。

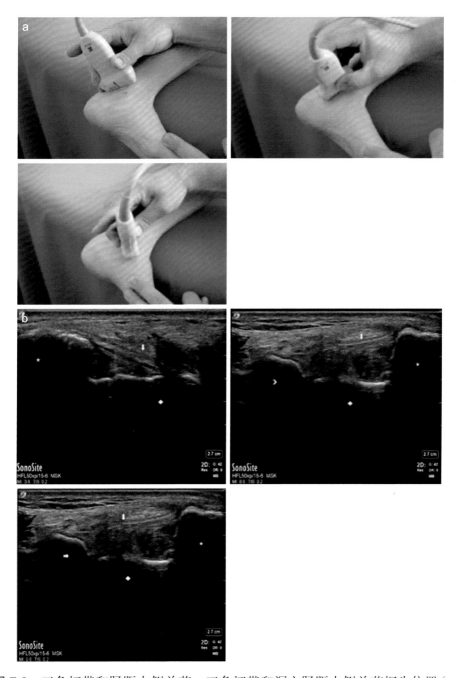

图 7.6 三角韧带和胫距内侧关节。三角韧带和深方胫距内侧关节探头位置（a）与相应的声像图（b）。（b）胫骨（星号），距骨（菱形），舟骨（水平箭头），跟骨（∧），三角韧带（向下箭头）

14. 屈肌支持带

- 患者体位：仰卧位，腿外旋，足悬于检查床之外。
- 检查者体位：坐在患者旁。
- 探头位置：放置在内踝水平，远端向后指向内侧跟骨区域。
- 骨性标志：内踝，跟骨。
- 目标：屈肌支持带表现为一条薄的高回声带，覆盖在内踝区域的肌腱上，从内踝横跨至跟骨。

注意

1. 根据临床需要追踪近端和远端肌腱。
2. 为减少各向异性，踝关节处于跖屈位，以减少踝周肌腱和神经的弯曲。
3. 虽然不一定可见，但跟骨内侧神经通常起源于胫神经，并走行在足跟内侧的皮下组织。
4. 胫后肌的远端检查包括足舟骨和跳跃韧带（弹簧韧带）的评估。

外踝区

15. 腓骨长肌和腓骨短肌

- 患者体位：仰卧位，腿内旋，足悬于检查床之外。
- 检查者体位：坐在患者旁。
- 探头位置：短轴放置在外踝后方。
- 骨性标志：外踝、跟骨。
- 目标：腓骨短肌腱紧邻外踝后方，相对较细，而腓骨长肌腱位于腓骨短肌腱后方，相对较粗。肌腱长轴上表现为纤维状结构，短轴上呈高回声结构，内部呈斑点状（图 7.7a, b）。
- 扫查范围：探头沿着肌腱从近端到远端扫查，腓骨短肌的肌肉 - 肌腱连接处较腓骨长肌更远。肌腱走行至外踝下方后，在外侧跟骨水平腓骨短肌位于腓骨长肌腱上方，最终止于第

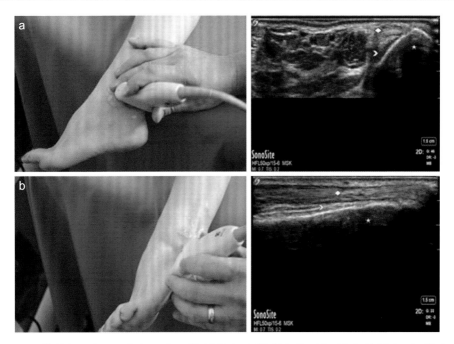

图 7.7　腓骨长、短肌腱和肌肉。腓骨长肌和腓骨短肌（短轴和长轴）。短轴（a）和长轴（b）探头位置与相应的声像图。腓骨长肌（菱形）、腓骨短肌（∧）和远端腓骨（星号）

五跖骨底。腓骨长肌可以扫查至其止点，走行在骰骨外下部，止于第一和第二跖骨底。

- 动态扫查：足部内翻和外翻来评估肌腱的完整性。踝关节水平，在外踝后部可评估肌腱是否半脱位。

16. 腓骨上、下支持带
- 患者体位：仰卧位，腿内旋，悬于检查床之外。
- 检查者体位：坐在患者旁。
- 探头位置：短轴放置在外踝水平。
- 骨性标志：外踝，距骨。
- 目标：腓骨上支持带从外踝延伸至跟骨外表面，腓骨下支持带从下伸肌支持带外侧延伸至跟骨，位于踝关节远端水平。
- 动态扫查：要求患者足部背伸、外翻评估支持带的完整性。

17. 距腓前韧带（ATFL）

- 患者体位：仰卧位，腿内旋，足内翻、跖屈，足悬于检查床之外。
- 检查者体位：坐在患者旁。
- 探头位置：长轴放置在外踝水平，垂直于胫骨长轴。
- 骨性标志：外踝，距骨。
- 目标：识别 ATFL，从外踝前部延伸至距骨颈（图 7.8）。
- 动态扫查：足跖屈，在足后侧施加一个前向力，评估腓骨、距骨之间距离是否增加，以评估韧带的完整性。

18. 跟腓韧带（CFL）、外侧胫距关节和后距下关节

- 患者体位：仰卧位，腿内旋，足内翻、背伸，足悬于检查床之外。
- 检查者体位：坐在患者旁。
- 探头位置：长轴放置在踝关节水平，近端探头放置在外踝，平行于胫骨干。
- 骨性标志：外踝，跟骨。
- 目标：CFL 可在腓骨肌腱深方识别，从外踝尖部延伸至跟骨外侧。外侧胫距关节可在穿过距腓间隙的 CFL 深方识别。而后距下关节在 CFL 近跟骨止点深方（图 7.9）。

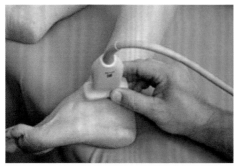
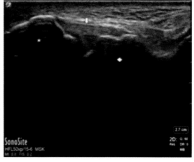

图 7.8　距腓前韧带（ATFL）。ATFL 长轴探头位置与相应的声像图。距骨（菱形），腓骨（星号）和 ATFL（箭头）

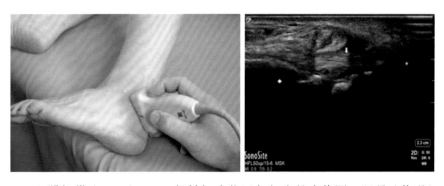

图 7.9 跟腓韧带（CFL）。CFL 长轴探头位置与相应的声像图。跟骨（菱形）、腓骨（星号）和 CFL（箭头）

— 动态扫查：足背伸，在足后侧施加一个前向力，评估腓骨 - 跟骨之间距离是否增加，以评估韧带的完整性。

19. 距腓后韧带（PTFL）
   — 患者体位：仰卧位，腿内旋，足内翻，足悬于检查床之外。
   — 检查者体位：坐在患者旁。
   — 探头位置：长轴放置在踝关节水平，探头近端放置在外踝。
   — 骨性标志：外踝，距骨。
   — 目标：PTFL 可在胫腓后下韧带（PITFL）远端识别，从外踝后部延伸至距骨后部（图 7.10）。

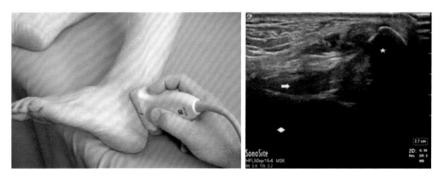

图 7.10 距腓后韧带（PTFL）。PTFL 长轴探头位置与相应的声像图。距骨（菱形）、腓骨（星号）和 PTFL（箭头）

注意

1. 根据临床需要追踪近端和远端肌腱。
2. 为减少各向异性，踝关节呈跖屈位，以减少踝周肌腱和神经的弯曲。
3. 腓肠神经位于前面的腓骨肌腱和后面的跟腱之间，与小隐静脉伴行。
4. 评估腓骨长肌时，在骰骨外侧水平可见位于腓骨长肌远端肌腱内的籽骨（腓籽骨）。
5. 腓骨肌腱半脱位可由主动或抵抗的背伸 - 外翻或环转诱发。
6. 后距下关节外侧隐窝可在跟腓韧带深方显示。
7. 动态评估前踝不稳定可进行前抽屉试验。

后踝区

20. 跟腱，腱旁组织，跖肌腱
    - 患者体位：俯卧位，足悬于检查床之外。
    - 检查者体位：坐在患者旁。
    - 探头位置：长轴放置在小腿后方中线处，与胫骨长轴一致。
    - 骨性标志：后踝，跟骨。
    - 目标：在长轴上，跟腱为最表浅的肌腱。短轴检查，肌腱呈新月形，前面呈凹形。跖肌腱位于跟腱的内侧。肌腱长轴上表现为纤维状结构，短轴上呈高回声结构，内部呈斑点状。腱旁组织位于跟腱内侧和外侧（图 7.11a, b）。
    - 扫查范围：在短轴和长轴上扫查跟腱，从肌肉 - 肌腱连接处到跟骨附着处。在短轴上，探头沿肌腱的宽度在不同水平上向内和向外移动评估跟腱。在长轴和短轴上从近端到远端扫查跖肌腱，近端肌肉起自股骨髁上嵴，远端止于跟骨或跟腱。彩色多普勒超声可用于评估血流，血流信号丰富提示炎症过程。

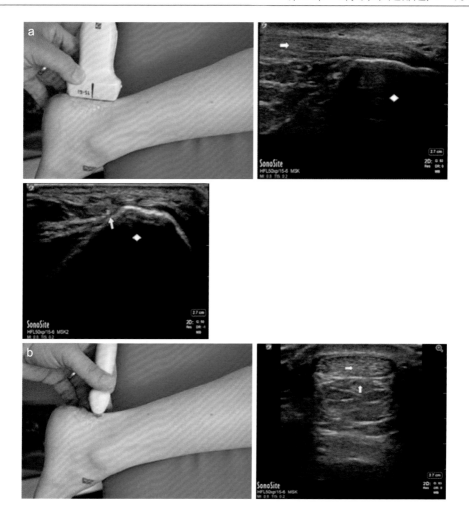

图 7.11 跟腱和跖肌腱（短轴和长轴）。长轴（a）和短轴（b）探头位置与相应的声像图。跟腱（水平箭头），跟骨（菱形），跖肌腱（向上箭头）

- 动态扫查：足主动背伸和跖屈，或检查者挤压小腿肌肉来评估肌腱的完整性。
21. 跟骨后滑囊和跟腱后滑囊
   - 患者体位：俯卧位，足悬于检查床之外。
   - 检查者体位：坐在患者旁。
   - 探头位置：短轴放置在小腿后方中线处，与胫骨长轴一致，探头尽量不加压。

- 骨性标志：后踝，跟骨。
- 目标：跟腱后滑囊位于跟腱远端皮下。跟骨后滑囊位于跟骨后方，跟腱附着点的深方。

22. 胫距后关节和距下关节
- 患者体位：俯卧位，足悬于检查床之外。
- 检查者体位：坐在患者旁。
- 探头位置：长轴放置在小腿后方中线处，与胫骨长轴一致。
- 骨性标志：后踝，跟骨。
- 目标：FHL 肌腱位于跟腱深方，在 FHL 更深方可识别胫距后关节和距下关节，并可评估积液（图 7.12a）。
- 动态扫查：可通过背伸、跖屈、内翻和外翻踝关节来评估关节积液（图 7.12b, c）

23. 跖腱膜
- 患者体位：俯卧位，足悬于检查床之外。
- 检查者体位：面对患者足部坐。
- 探头位置：长轴放置在足跟后方内侧至中线处。
- 骨性标志：跟骨。
- 目标：跖腱膜起源于跟骨内侧（图 7.13a, b）。
- 扫查范围：向远端扫查跖腱膜，分别向内、向外侧动探头。多普勒超声可用于评估血流是否增多。

注意

1. 浅表滑囊的检查可能需要在皮肤表面放置导声垫或堆积大量耦合剂，以减少探头压力和假阴性结果。
2. 通过踝关节被动跖屈和背伸进行跟腱的动态评估。跟腱断裂时，如跖屈位跟腱断端相连，在适当的临床情境下可建议非手术治疗。

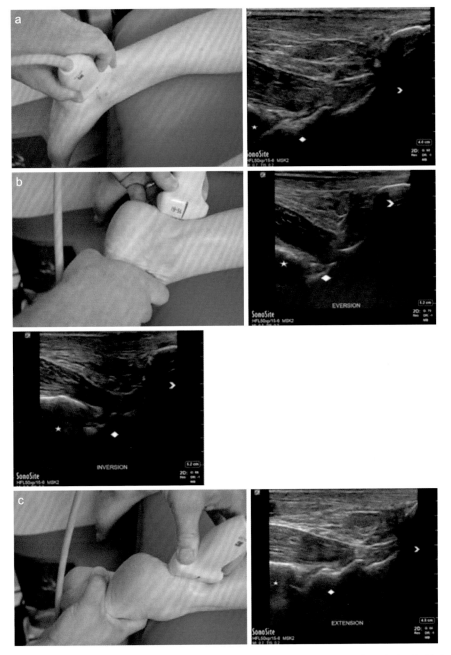

图 7.12 胫距后关节和距下关节。胫距后关节和距下关节探头位置与相应的声像图。胫骨（星号）、距骨（菱形）和跟骨（Λ），中立位（a）、内翻和外翻（b）及跖屈位（c）

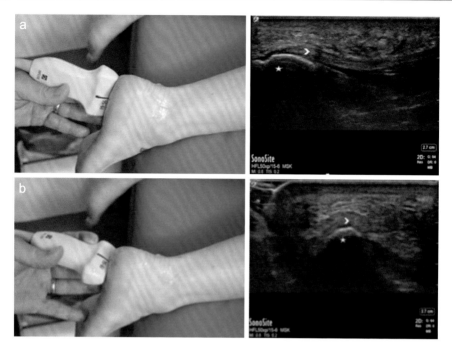

图 7.13　跖腱膜。跖腱膜长轴（a）和短轴（b）探头位置与相应的声像图。跟骨（星号）和跖腱膜（∧）

足部区域

24. 跖骨间隙、莫顿（Morton）神经瘤、超声 Mulder 弹响
    - 患者体位：仰卧位，足悬于检查床之外，呈中立位。
    - 检查者体位：坐在患者旁。
    - 探头位置：高频探头长轴放置在足背。
    - 骨性标志：跖骨，跗骨。
    - 目标：长轴和短轴评估跖骨间隙（图 7.14a）。
    - 动态扫查：评估跖骨间隙时，检查者在足底向背侧（向上）加压，增加跖骨间隙，以便检查各种结构（图 7.14b）。此手法有助于鉴别莫顿神经瘤和跖间滑囊炎。Mulder 超声试验可在诊断不明确时进行，从前足足底侧进行扫查，同时向跖骨头

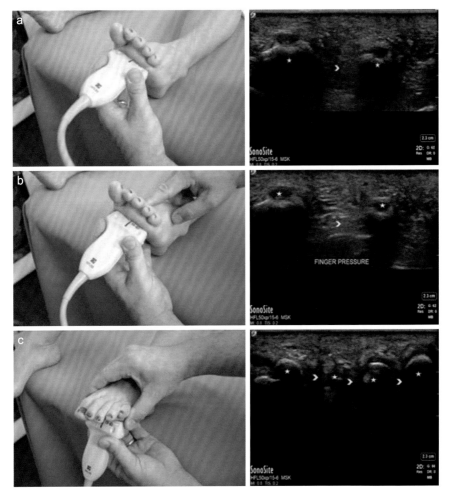

图 7.14　跖骨间隙、Morton 神经瘤和超声 Mulder 弹响。跖骨间隙短轴探头位置与相应的声像图。足中立位时（a）显示跖骨（星号），跖骨间隙包含神经（∧）。跖骨间隙压痛试验（b）和 Mulder 超声试验（c）

施加侧向的压力，如果存在 Morton 神经瘤，其会向足底侧移位并出现弹响（图 7.14c）。

注意

由于足底硬茧的存在，通常从足背侧进行扫查。

25. 跖趾关节（MTPJ）
- 患者体位：仰卧位，足悬于检查床之外，呈中立位。
- 检查者体位：坐在患者旁。
- 探头位置：高频探头长轴放置在所要检查的跖骨上。
- 骨性标志：跖骨，近端趾骨。
- 目标：评估各足趾 MTPJ 是否存在积液。伸肌腱呈细的高回声纤维带，走行在关节表面的皮下组织内（图 7.15a, b）。
- 动态扫查：在评估跖骨间隙时，检查者对足底施加向背侧的压力。足趾进行屈伸来评估是否有异常。

26. 趾间关节（ITPJ）
- 患者体位：仰卧位，足悬于检查床之外，呈中立位。
- 检查者体位：坐在患者旁。
- 探头位置：高频探头长轴放置在所要检查的趾骨上。

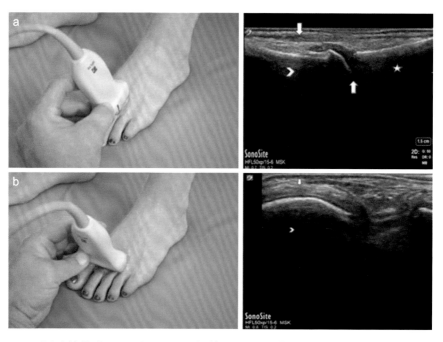

图 7.15　跖趾关节（MTPJ）。MTPJ 长轴（a）和短轴（b）探头位置与相应的声像图。跖骨（∧），近节趾骨（星号），MTP 关节间隙和关节囊（向上箭头）和趾伸肌腱（向下箭头）

- 骨性标志：趾骨。
- 目标：评估各足趾 ITPJ 是否存在积液。伸肌腱呈细的高回声纤维带，走行在关节表面的皮下组织内（图 7.16）。
- 动态扫查：屈伸足趾来评估是否有异常。

注意

根据临床需要，可额外对其他关节进行检查。

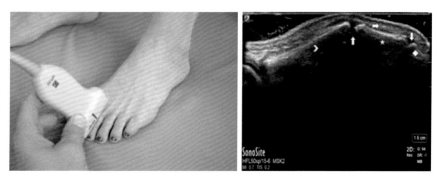

图 7.16　趾间关节（ITPJ）。ITPJ 长轴探头位置与相应的声像图。近节趾骨（∧）、中节趾骨（星号）、趾长伸肌（水平箭头）和远节趾骨（菱形）。近端和远端趾间关节间隙（向上、向下箭头）和关节囊（向上箭头）

（付　帅　林卓华　译）

参考文献

AIUM Practice Guidelines for the Performance of the Musculo-skeletal Ultrasound Examination, 2012.

American Institute of Ultrasound In Medicine (www.aium.org)

European Society of Skeletal Radiology (www.essr.org)

Jacobson JA. Fundamentals of Musculoskeletal Ultrasound, 2nd ed., Saunders Elsevier; Philadelphia; 2013. ISBN 978-1-4557-3818-2.

Bianchi S, Martinoli C. Ultrasound of the Musculoskeletal System. New York: Springer, 2007, ISBN 978-3-540-42267-9, 974 pp.

O'Neill J (ed.). Musculoskeletal Ultrasound: Anatomy and Technique. New York: Springer, 2008, ISBN 978-0-387-76609-6, 348 pp.

Kremkau F. Diagnostic Ultrasound: Principles and Instruments. 6th ed. Philadelphia, PA: WB Saunders; 2002:428.